U0388580

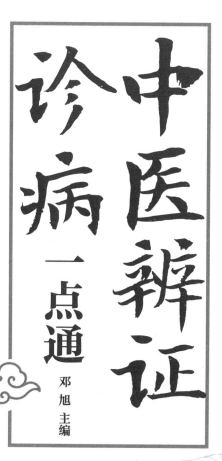

中医辨证
诊病
一点通

邓旭 主编

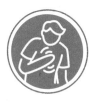 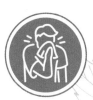

黑龙江科学技术出版社
HEILONGJIANG SCIENCE AND TECHNOLOGY PRESS

图书在版编目（CIP）数据

中医辨证诊病一点通 / 邓旭主编 . -- 哈尔滨：黑
龙江科学技术出版社，2024. 12. -- ISBN 978-7-5719
-2635-9

Ⅰ . R241

中国国家版本馆 CIP 数据核字第 20246EP723 号

中医辨证诊病一点通
ZHONGYI BIANZHENG ZHENBING YIDIANTONG
邓 旭 主编

出　　版　黑龙江科学技术出版社
地　　址　哈尔滨市南岗区公安街 70-2 号
邮　　编　150007
电　　话　（0451）53642106
网　　址　www.lkcbs.cn

责任编辑　孙　雯
设计制作　深圳·弘艺文化　HONGYI CULTURE

印　　刷　三河市南阳印刷有限公司
发　　行　全国新华书店
开　　本　710 mm×1000 mm　1 / 16
印　　张　12
字　　数　160 千字
版次印次　2024 年 12 月第 1 版　2024 年 12 月第 1 次
书　　号　ISBN 978-7-5719-2635-9
定　　价　59.00 元

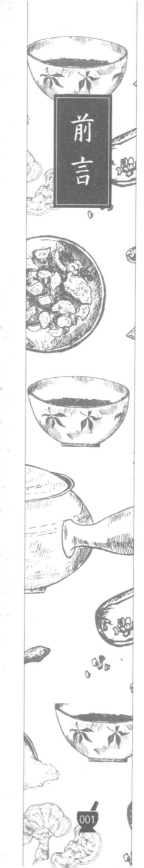

中医是一门基于自然观察和实践经验的科学，作为中国传统的医学体系，有着几千年的历史和文化底蕴，已经深深地融入我们民族的生活和思维方式当中。

随着中医的逐渐普及，越来越多的人在生病时，会选择去药房抓两服中药、买两盒药片治疗疾病。但就算是最常见的感冒，也分风寒感冒、风热感冒和暑湿感冒，若判断不当、用药不对，反而会使病情加重或反复。这时，就需要我们运用到中医辨证的知识了。

辨证是认识疾病，确定证型；论治是依据辨证结果，确立治疗原则和治疗方法。中医辨证论治的"证"是由很多的"症状"组合起来的症候群，这些症候群会形成一种倾向，就是"证"。根据症状不同，确定是什么"证"，再采取相应的治疗方法。同样是感冒，三种类型的感冒要用三种治法，这叫同病异治。

中医强调辨证论治，即通过辨别病因、病位、病机，来针对性地选择治疗方案和药材。辨证论治作为一种原则、一种技术规范，引导着中医临床实践的全过程。

本书是一本以中医辨证论治为核心，讲解辨证论治理论、诊断、治疗方法的入门读物。通过简明扼要的文字，介绍了中医辨证论治的基本概

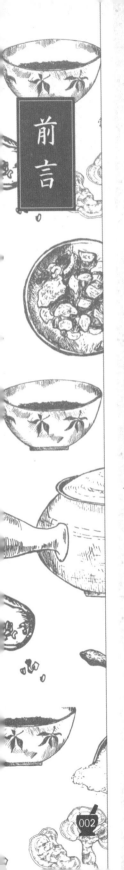

念、理论体系、治病原则和基础治病法。

本书将日常常见疾病分为常见病外感和气血津液病、呼吸系统疾病、消化系统疾病、心脑血管及内分泌疾病、妇科及男科疾病、肩颈腰及皮肤疾病六大部分，对日常疾病如何辨证论治进行了详细阐述和分析，比如如何分辨疾病的类型、不同疾病的表现、不同类型的疾病有什么辅助治疗的药材药膳……

本书通俗易懂，注重实用性，从理论到实践全面系统地介绍了中医辨证论治的基本知识和应用技巧，是初学者学习中医的重要参考书。希望通过这本书，读者们可以更加深入地了解中医知识，学会运用中医的思想和方法来辨别疾病。希望本书能成为大家学习中医的助手。

但是请注意，本书提供的治疗方法仅供参考，不能代替医生的诊断和治疗。在面对健康问题时，您应该咨询专业医生或相关医疗机构，谨遵医嘱，以获取准确、可靠的诊断和治疗。

祝愿读者们在学习中医的过程中，可以通过学习、探索、实践，拥有健康幸福的生活。

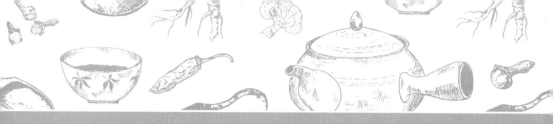

目录 CONTENTS

PART 1 辨证论治入门全知道

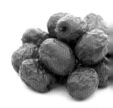

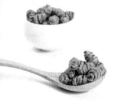

PART ② 常见外感病和气血津液病辨证论治

PART ③ 呼吸系统疾病辨证论治

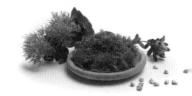

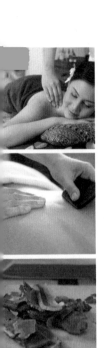

PART ⑤ 心脑血管及内分泌疾病辨证论治

PART ⑥ 妇科和男科疾病辨证论治

PART **7** 肩颈腰及皮肤疾病辨证论治

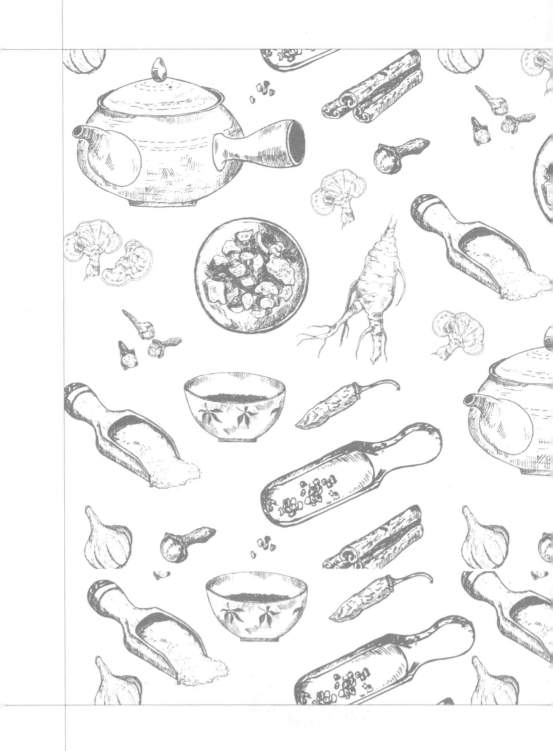

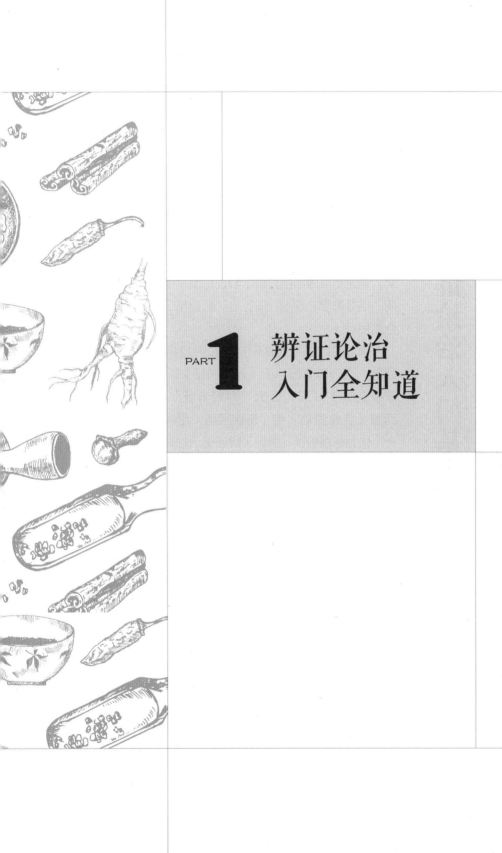

PART **1** 辨证论治
入门全知道

何为辨证论治

辨证论治包括辨证和论治两个过程。所谓辨证，即通过四诊、八纲、脏腑、病因、病机等中医基础理论对患者表现出来的症状、体征进行综合分析，辨别为何种病证；所谓论治，即根据辨证的结果，确定相应的治疗方法。辨证论治是中医临床诊病的指导思想，是理、法、方、药运用于临床的综合过程。

辨证论治是中医认识疾病和治疗疾病的基本原则，这一思想起源于《黄帝内经》，后经《伤寒杂病论》发展，提出"六经辨证"的理论，而后《金匮要略》将"脏腑经络先后病脉证治第一"作为诊病纲领，奠定了辨证论治的理论基础。到了清代温病学说形成，产生了"三焦辨证""卫气营血辨证"等理论。在抗生素发明前，中医对流行性传染病的认识与治疗远超西医的医治效果。

临床辨证的一般思维规律，是在中医学理论的指导下，通过对症状、体征等病情资料的综合分析，先明确病位、病性等辨证纲领，再确定辨证具体要素，然后形成完整准确的证名。八纲辨证是辨证的纲领，属于纲领证；病性辨证是辨别证候的性质，属于基础证；脏腑辨证是以病位为主的辨证方法，属于具体证……具体内容将在后面章节分述。

在中医学中，"病"与"证"是密切相关的不同概念。

辨证论治中的"证"，实际包括证名、证候、证型等概念。将疾病当前阶段的病位、病性等本质，概括成一个诊断名称，如痰热壅肺证、肝郁脾虚证等。临床上有时又将证称为"证候"，即证为证候的简称。但严格地说，证候应是指每个证所表现的、具有内在联系的症状及体征，即证候为证的外候。临床较为常见、典型、证名规范的证，可称为"证型"。

"病"是对疾病全过程的特点与规律所做的概括，"证"是对疾病当前阶段的病位、病性等所做的结论。病注重从贯穿疾病始终的根本矛盾上认识病情，证主要是从机体反应状况上认识病情。辨病和辨证，对于中医诊断来说，都是重要的。

辨病有利于从疾病全过程、特征上认识疾病的本质，重视疾病的基本矛盾；辨证则重在从疾病当前的表现中判断病变的位置与性质，抓住当前的主要矛盾。正由于"病"与"证"对疾病本质反映的侧重面有所不同，所以中医学强调要"辨病"与"辨证"相结合，从而有利于对疾病本质的全面认识。

遇到疾病进行思维分析时，有时是先辨病后辨证，有时是先辨证后辨病。如果通过辨病而确定了病种，便可根据该病的一般演变规律而提示常见的证型，因而是在辨病的基础上进行辨证；而当疾病的本质反映得不够充分时，先辨证不仅有利于当前的治疗，并且通过对证的变化的观察，有利于对疾病本质的揭示，从而确定病名。

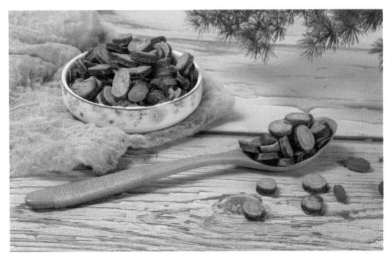

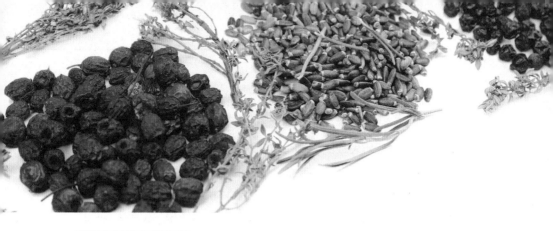

八纲辨证

八纲辨证是辨证论治的总纲领指导，是以阴、阳、表、里、寒、热、虚、实为纲，根据病位的深浅、病邪的性质、正气的强弱、邪气的盛衰，而将证候归纳为阴证、阳证、表证、里证、寒证、热证、虚证、实证的一种辨证方法。

疾病的表现虽然是极其复杂的，但基本上都可以用八纲加以归纳。如疾病的类别，可分为阴证与阳证；病位的浅深，可分为表证与里证；疾病的性质，可分为寒证与热证；邪正的盛衰，可分为实证与虚证。运用八纲辨证，就能将错综复杂的临床表现归纳为表里、寒热、虚实、阴阳四对纲领性证候，从而找出疾病的关键，掌握其要领，确定其类型，预决其趋势，为治疗指出方向。其中，阴阳又可以概括其他六纲，即表、热、实证为阳，里、寒、虚证属阴，故阴阳是八纲中的总纲。

八纲是分析疾病共性的辨证方法，是各种辨证的总纲，在诊断过程中有执简驭繁、提纲挈领的作用，适用于临床各科的辨证。内、外、妇、儿、眼、耳、鼻、喉等科，无不可用八纲来归纳概括。在八纲的基础上，结合脏腑病变的特点，则分支为脏腑辨证；结合气血津液病变的特点，则分支为气血津液辨证；结合温病的病变特点，则分支出卫气营血辨证，等等。任何一种辨证都离不开八纲，所以说八纲辨证是各种辨证的基础。

（1）表证和里证代表病位的内外深浅

表里是辨别疾病病位内外和病势深浅的一对纲领，是一个相对的概念。就躯壳与内脏而言，躯壳为表，内脏为里；就脏与腑而言，腑为表，脏为里；就经络与脏腑而言，经络为表，脏腑为里，等等。

从病势深浅论，外感病者，病邪入里一层，病深一层；出表一层，病轻一层。

表证

特点：一是外感时邪，二是邪病轻。

表证是指六淫、疠疫等邪气经皮毛、口鼻侵入时所产生的证候。多见于外感病的初期，一般起病急，病程短。

里证

特点：一是病位在深处，二是病情一般较重。

里证是疾病深在脏腑、气血、骨髓的一类证候。多见于外感病的中后期或内伤疾病。

成因大致有三种情况：一是表邪内传入里，侵犯脏腑所致；二是外邪直接侵犯脏腑而成；三是七情刺激、饮食不节、劳逸过度等因素，损伤脏腑，引起功能失调、气血逆乱而致病。

半表半里证

外邪由表内传，尚未入于里；或里邪透表，尚未至于表，邪正相搏于表里之间，称为半表半里证。

如何鉴别表证和里证

表里证的鉴别要点主要是审察疾病的寒热症状，观察内脏证候是否突出，舌象、脉象等变化。

证型	病程	临床表现	寒热症状	舌象	脉象
表证	短	恶寒、发热、头身疼痛、鼻塞、流涕、咳嗽、喷嚏、咽喉痒痛等	发热与恶寒同时并见	舌苔薄白少有变化	脉浮
里证	长	常见咳喘、心悸、腹痛、呕吐、腹泻、口渴、疲劳、大便秘结、小便清长等	发热不恶寒或但寒不热	舌苔厚多有变化	脉沉
半表半里证	长	胸胁苦满、烦躁欲呕、食欲不振、口苦、咽干、目眩等	寒热往来	多有变化	弦脉

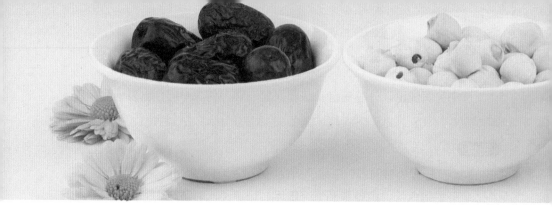

（2）寒证与热证表明病位的性质

寒热是辨别疾病性质的两个纲领。寒证与热证反映机体阴阳的偏盛与偏衰。阴盛或阳虚表现为寒证；阳盛或阴虚表现为热证。寒热辨证在治疗上有重要意义，《素问·至真要大论》说"寒者热之""热者寒之"，两者治法正好相反，所以寒热辨证必须确切无误。

寒证

寒证是疾病的本质属于寒性的证候。可以由感受寒邪而致，也可以由机体自身阳虚阴盛而致。

热证

热证是疾病的本质属于热性的证候。可以由感受热邪而致，也可以由机体自身阴虚阳亢而致。

如何鉴别寒证和热证

辨别寒证与热证，不能孤立地根据某一症状做判断，要对疾病的全部表现进行综合观察、分析，尤其是寒热的喜恶、口渴与不渴。

证型	面色	临床表现	寒热症状	舌象	脉象
寒证	㿠白	口淡不渴、痰涎、涕清稀、小便清长、大便稀溏等	恶寒喜热	舌淡苔白而润滑	脉迟或紧
热证	红赤	口渴喜冷饮、痰涕黄稠、烦躁、吐血、小便短赤、大便干结等	恶热喜冷	舌红苔黄而干燥	脉数

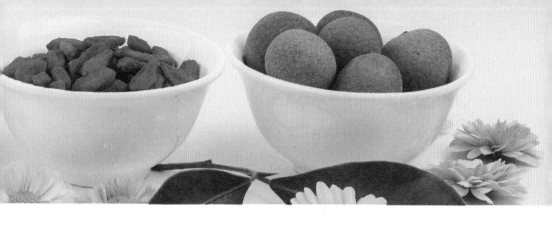

（3）虚证与实证表现邪正的盛衰

虚实是辨别正邪盛衰的两个纲领。虚指正气不足；实指邪气盛实。虚证反映人体正气虚弱而邪气也不太盛；实证反映邪气太盛，而正气尚未虚衰，邪正相争剧烈。实证宜攻，虚证宜补。只有辨证准确，才能攻补适宜，免犯虚实之误。

虚证

虚证是对人体正气虚弱各种临床表现的病理概括。虚证的形成，有先天不足、后天失养和疾病耗损等多种原因。

实证

实证是对人体感受外邪，或体内病理产物堆积而产生的各种临床表现的病理概括。实证的成因有两个方面：一是外邪侵入人体；二是脏腑功能失调，痰饮、水湿、瘀血等病理产物积于体内所致。

如何鉴别虚证和实证

从临床来看，有一些症状可出现于实证，也可见于虚证。要鉴别虚实，必须通过望形体、舌象，闻声息，问起病，按胸腹、脉象等多方面进行综合分析。

证型	病程	临床表现	寒热症状	舌象	脉象
虚证	长	面色淡白或萎黄、身疲乏力、心悸气短、自汗、口咽干燥、盗汗潮热、大便滑脱、小便失禁	五心烦热，午后微热，畏寒	舌红质嫩	脉数
实证	短	发热、腹胀痛拒按、胸闷、烦躁、神昏谵语、呼吸气粗、大便秘结、小便淋沥涩痛	蒸蒸壮热，恶寒，添衣加被不减	舌质苍老	脉迟或紧

（4）阴证与阳证代表疾病的类型

阴阳实际上是八纲的总纲，可概括其他六个方面的内容，即表、热、实属阳，里、寒、虚属阴。在诊断上，可根据临床上证候表现的病理性质，将一切疾病分为阴阳两个主要方面，故有人又称八纲为"二纲六要"。

阴证

凡符合"阴"的一般属性的证候，称为阴证。如里证、寒证、虚证概属阴证范围。

阳证

凡符合"阳"的一般属性的证候，称为阳证。如表证、热证、实证概属阳证范围。

如何鉴别阳证和阴证

阴阳消长是相对的，阳盛则阴衰，阴盛则阳衰。如诊得脉象洪大，舌红苔燥，兼见口渴、壮热等，便可知阳盛阴衰。

证型	面色声息	临床表现	寒热症状	舌象	脉象
阴证	面色黯淡精神萎靡	精神萎靡、身重蜷卧、形寒肢冷、语声低怯、口淡不渴、大便稀溏、小便清长	恶寒畏冷喜温	舌淡胖嫩	脉沉迟,或弱或细涩
阳证	面色红赤肌肤灼热	神烦，躁动不安，语声粗浊，呼吸气粗，喘促痰鸣，口干渴饮，大便秘结、奇臭，小便涩痛、短赤	身热，恶热喜凉	舌质红绛，舌苔黄黑、生芒刺	脉象浮数,洪大,滑实

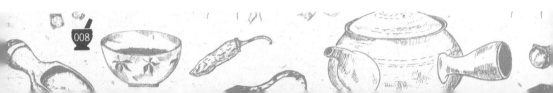

病因辨证

病因辨证是以中医病因理论为依据，通过对临床资料的分析，识别疾病属于何种因素所致的一种辨证方法。

病因辨证的主要内容概括起来可分为六淫疬疫、七情、饮食劳逸以及外伤四个方面。其中，六淫、疬疫属外感性病因，为人体受到外界致病因素影响而患病；七情为内伤性病因，是人体内部气机失调而导致疾病；饮食劳逸则是通过饮食、生活习惯等影响脏腑功能，导致生病；外伤是人体受到外力损害，如虫咬、撞击等。

（1）六淫、疬疫证候——外来的致病邪气

六淫包括风、寒、暑、湿、燥、火六种外来的致病邪气。六淫的致病特点：一是与季节和居住环境有关，如夏季炎热，患暑病的人多，而久居潮湿之地易感受湿邪；二是六淫属外邪，多经口鼻、皮毛侵入人体，病初常见表证；三是六淫常相合致病，而在疾病发展过程中，又常常相互影响或转化。

六淫分类及临床表现

证候	概念	临床症状
风淫	是指因感受风邪而引起的一类病证。因风为百病之长，其性轻扬开泄，善行数变，故具有发病急、消退快、游走不定的特点	发热恶风，头痛，汗出，咳嗽，鼻塞流涕，苔薄白，脉浮缓，或肢体颜面麻木不仁、口眼㖞斜，或颈项强直、四肢抽搐，或皮肤瘙痒
寒淫	是指因感受寒邪引起的一类病证。因寒为阴邪，其性清冷，凝滞收引，故易伤人阳气，阻碍气血运行	恶寒发热，无汗，头痛，身痛，喘咳，鼻塞，苔白薄，脉浮紧，或手足拘急、四肢厥冷、脉微欲绝，或腹痛肠鸣、泄泻、呕吐等
暑淫	是指夏季感受暑邪所致的一类病证。因暑性炎热升散，故为病必见热象，最易耗气伤津，且暑多挟湿，常与湿邪相混成病	伤暑则感热，汗出，口渴，疲乏，尿黄，舌红，苔白或黄，脉象虚数。中暑则发热，汗出不止，口渴，气急，甚或昏迷惊厥，舌绛干燥，脉濡数

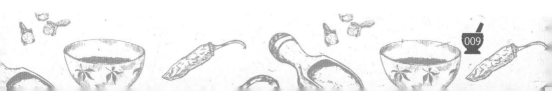

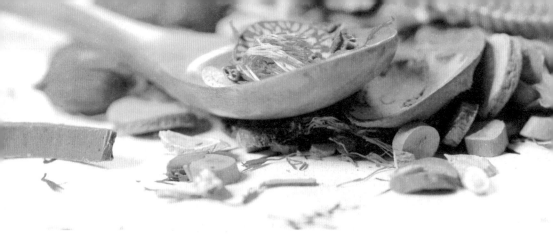

证候	概念	临床症状
湿淫	是指感受湿邪所致的一类病证。因湿性重着、黏滞，易阻碍气机，损伤阳气，故其病变常缠绵留着，不易速去	伤湿则头涨而痛，胸前作闷，口不作渴，身重而痛，发热体倦，小便清长，舌苔白滑，脉濡或缓。冒湿则首如裹，遍体不舒，四肢懈怠，脉濡弱。湿伤关节则关节酸痛肿胀，屈伸不利
燥淫	是指感受燥邪所致的一类病证。燥性干燥，容易伤津液，临床有凉燥与温燥之分	凉燥则恶寒重，发热轻，头痛，无汗，咳嗽，喉痒，鼻塞，舌白而干，脉象浮。温燥则身热，微恶风寒，头痛少汗，口渴心烦，干咳痰少，甚或痰中带血，皮肤及鼻咽干燥，舌干苔黄，脉象浮数
火淫	是指广义火热病邪所致的一类病证。因火热之邪，其性燔灼急迫，为病常见全身或局部有显著热象，容易耗伤阴津，使经脉失于滋润而动风，亦可迫血妄行而出血	壮热，口渴，面红目赤，心烦，汗出，或烦躁谵妄，衄血、吐血，斑疹，或躁扰发狂，或见痈脓，舌质红绛，脉象洪数或细数

疠疫

又名温病，是指由感染瘟疫病毒而引起的传染性病证。

特点：

1.有一定的传染源和传染途径。

2.传染性强，死亡率高。

传染源：

1.自然环境，即通过空气传染。

2.人与人互相传染，即通过接触传染，其传染途径是通过呼吸道与消化道。

临床表现：

病初恶寒发热俱重，继之壮热，头身疼痛，面红或垢滞，口渴引饮，汗出，烦躁，甚则神昏谵语，四肢抽搐，舌红绛，苔黄厚干燥或苔白如积粉，脉数有力。

大头瘟：兼有头面、颈部红肿疼痛，咽喉剧痛。

烂喉痧：兼有发热，咽喉红肿、糜烂、疼痛，全身遍布猩红色皮疹。

疫喉：兼有咽喉肿痛，覆盖白膜，咳声嘶哑，状如犬吠，吞咽、呼吸困难。

疫毒痢：兼有腹痛，下痢赤白脓血，里急后重，时时欲泻。

疫咳：多见于小儿，病初恶寒发热，继而阵阵痉咳不止，咳剧则面色青紫、涕泪俱出、呕吐，咳止时伴有鸳鸯样叫声。又称为"顿咳""顿呛""百日咳"。

（2）七情证候——情绪内耗也会生病

七情，即喜、怒、忧、思、悲、恐、惊七种情志活动。当精神刺激超越了病人自身的调节能力时，便可发生疾病。七情证候均见于内伤杂病。

情志致病有三个特点：一是由耳目所闻，直接影响脏腑气机，致脏腑功能紊乱，气血不和，阴阳失调。如怒则气上，恐则气下，惊则气乱，悲则气消，思则气结，喜则气缓。二是与个人性格、生活环境有关。如性格急躁者，易被怒伤；而性格孤僻者，常被忧思所伤。三是不同的情志变化，所影响的内脏也不同，如喜伤心、怒伤肝、思伤脾、悲伤肺、恐伤肾等。

喜太过

精神恍惚，思维不集中，甚则神志错乱，语无伦次，哭笑无常，举止异常，脉缓。

忧悲太过

情志抑郁，闷闷不乐，神疲乏力，食欲不振，脉涩；悲伤，见面色惨淡，时时吁叹啜泣，精神萎靡不振，脉弱。

恐惊太过

少腹胀满，遗精滑精，二便失禁，情绪不安，表情惶恐，心悸失眠，甚至神志错乱，语言举止失常。

怒太过

头晕或胀痛，面红目赤，口苦，胸闷，善叹息，急躁易怒，两胁胀满或窜痛，或呃逆、呕吐，腹胀，泄泻，甚则呕血、昏厥，脉弦。

思太过

头晕目眩，健忘心悸，倦怠，失眠多梦，食少，消瘦，腹胀便溏，舌淡，脉缓。

（3）饮食、劳逸不节会致病

饮食、劳逸是人类生存的需要，但若不知调节，也能成为致病因素。

饮食所伤证

饮食所伤证是指饮食不节而致脾、胃肠功能紊乱的一类病证。

临床表现：

饮食伤在胃，则胃痛，恶闻食臭，食纳不佳，胸膈痞满，吞酸嗳腐，舌苔厚腻，脉滑有力。饮食伤在肠，则见腹痛泄泻。若误食毒品，则恶心呕吐，或吐泻交作，腹痛如绞，或见头痛、痉挛、昏迷等中毒症状。

劳逸所伤证

劳逸所伤证是指因体力或脑力过度劳累，或过度安逸所引起的一类病证。

临床表现：

过劳则倦怠乏力，嗜卧，懒言，食欲减退。过逸则体胖，行动不便，动则喘渴，心悸短气，肢软无力。

房室所伤证

房室所伤证是指性生活过度，或早婚、产育过多，导致肾亏而表现为生殖系统疾患的病证。

临床表现：

头晕耳鸣，腰膝酸软，形体消瘦。男子遗精、早泄，阳痿；女子宫寒不孕，经少经闭，带下清稀量多。

（4）外伤证候——意外的致病因素

外伤证候是指外受创伤，如金刃、跌打、兽类咬伤及毒虫蜇伤所引起的局部症状及整体所反映的证候。外伤致病主要伤及皮肉筋骨，导致气血瘀滞。其次为染毒，毒邪入脏，神明失主，甚至危及生命。

金刃、跌仆所伤证

金刃、跌仆所伤证是指因金刃、跌仆等意外事故所致皮肉筋骨或内脏损伤的一类病证。

临床表现：

轻者局部青紫、肿胀、疼痛，活动不便，或破损出血；重者伤筋折骨，疼痛剧烈。若内伤脏腑，则吐血、下血；若陷骨伤脑，则神昏不语。

虫兽所伤证

虫兽所伤证是指由毒虫、毒蛇、狂犬等动物伤害人体所引起的病证。

临床表现：

毒虫蜇伤，轻者局部红肿疼痛、出疹，肢体麻木疼痛；重者头痛，昏迷。

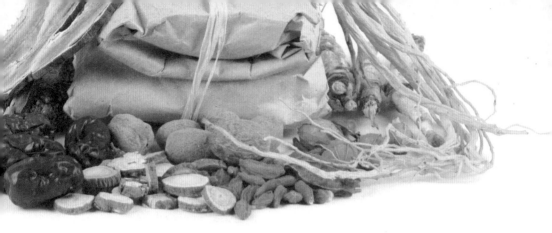

脏腑辨证

脏腑辨证是根据脏腑的生理功能、病理表现，对疾病证候进行归纳，由此推究病机，判断病变的部位、性质、正邪盛衰情况的一种辨证方法，是临床各科的诊断基础，是辨证体系中的重要组成部分。

脏腑的病变复杂，证候多种多样，本节仅介绍临床常见的一些证候。

（1）脾与胃病辨证

脾胃共处中焦，经脉互为络属，具有表里的关系。脾主运化水谷，胃主受纳腐熟，脾升胃降，共同完成饮食的消化吸收与输布，为气血生化之源、后天之本。

脾胃病证皆有寒热虚实之不同。脾的病变主要反映在运化功能的失常和统摄血液功能的障碍；胃的病变主要反映在食不消化、胃失和降、胃气上逆等方面。

脾病常见腹胀腹痛、泄泻便溏、浮肿、出血等症；胃病常见脘痛、呕吐、嗳气、呃逆等症。

部位	分类	概念	相同症状	症状	舌象脉象
脾	脾气虚	指脾气不足，运化失健所表现的证候。多因饮食失调、劳累过度，以及其他急慢性疾患耗伤脾气所致	腹胀纳少，食后尤甚，便溏肢倦，少气懒言，面色萎黄	形体或浮肿或消瘦	舌淡苔白，脉象缓弱
	脾阳虚	指脾阳虚衰，阴寒内盛所表现的证候。多由脾气虚发展而来，或过食生冷，或肾阳虚，火不生土所致		腹痛喜温喜按，肢冷尿少，或肢体困重，或浮肿，或带下清稀	舌淡胖、苔白滑，脉象沉迟无力
	中气下陷	指脾气亏虚，升举无力而反下陷所表现的证候。多由脾气虚进一步发展，或久泄久痢，或劳累过度所致		脘腹坠胀，或便意频数，肛门坠重；或久痢脱肛，或子宫下垂，或小便浑浊如米泔	舌淡苔白，脉象弱
	脾不统血	指脾气亏虚不能统摄血液所表现的证候。多由久病脾虚，或劳倦伤脾等引起		便血，尿血，肌衄，齿衄，或妇女月经过多、崩漏等	舌淡苔白，脉象细弱
	寒湿困脾	指寒湿内盛，中阳受困而表现的证候。多由饮食不节、过食生冷，淋雨涉水，居处潮湿，以及内湿素盛等因素引起	脘腹痞闷，纳呆呕恶，便溏尿黄，肢体困重	胀痛，面色晦黄，或肌肤面目发黄，黄色晦暗如烟熏，或肢体浮肿，小便短少	舌淡胖苔白腻，脉濡缓
	湿热蕴脾	指湿热内蕴中焦所表现的证候。常因受湿热外邪，或过食肥甘酒酪，酿湿生热所致		或面目肌肤发黄，色泽鲜明如橘子，皮肤发痒，或身热起伏，汗出热不解	舌红苔黄腻，脉濡数

（续表）

胃	胃阴虚	指胃阴不足所表现的证候。多由胃病久延不愈，或热病后期阴液未复，或平素嗜食辛辣，或情志不遂，气郁化火使胃阴耗伤而致	—	胃脘隐痛，饥不欲食，口燥咽干，大便干结，或脘痞不舒，或干呕见逆	舌红少津，脉细数
	胃寒	指阴寒凝滞胃腑所表现的证候。多由腹部受凉，过食生冷，过劳倦伤，复感寒邪所致		胃脘冷痛，轻则绵绵不已，重则拘急剧痛，遇寒加剧，得温则减，口淡不渴，口泛清水，或恶心呕吐，或伴见胃中水声漉漉	舌苔白滑，脉弦或迟
	胃热	指胃火内炽所表现的证候。多因平素嗜食辛辣肥腻，化热生火，或情志不遂，气郁化火，或热邪内犯等所致		胃脘灼痛，嘈杂吞酸，或食入即吐，或渴喜冷饮，牙龈肿痛，口臭，大便秘结，小便短赤	舌红苔黄，脉滑数
	食滞胃脘	指食物停滞胃脘不能腐熟所表现的证候。多由饮食不节、暴饮暴食，或脾胃虚弱，运化失健等因素引起		胃脘胀闷疼痛，嗳气吞酸或呕吐酸腐食物，吐后胀痛得减，或矢气便溏，泻下物酸腐臭秽	舌苔厚腻，脉滑

（2）心与小肠病辨证

心居胸中，主血脉，其经脉下络小肠，两者相为表里；小肠分清泌浊，具有化物的功能。

心的病证有虚实。虚证多由久病伤正、禀赋不足、思虑伤心等因素，导致心气心阳受损，心阴、心血亏耗；实证多由痰阻、火扰、寒凝、瘀滞、气郁等引起。

心的病变主要表现为血脉运行失常及精神意识思维改变等，如心悸、心痛、失眠、神昏、精神错乱等症都是心的病变；小肠的病变主要反映在清浊不分、转输障碍等，如小便失禁、大便溏泄等。

部位	分类	概念	相同症状	症状
心	心气虚	指心脏功能减退所表现的证候。凡禀赋不足、年老体衰、久病或劳心过度均可引起此证	心悸怔忡，胸闷气短，活动后加重，自汗	面色淡白或㿠白，舌淡苔白，脉虚
	心阳虚	指心脏阳气虚衰所表现的证候。凡心气虚甚、寒邪伤阳、汗下太过等均可引起此证		畏寒肢冷，心痛，面色㿠白或晦暗，舌淡胖苔白滑，脉微细
	心阳暴脱	指阴阳相离，心阳骤越所表现的证候。凡病情危重，危症险症均可出现此证		突然冷汗淋漓，四肢厥冷，呼吸微弱。面色苍白，口唇青紫。神志模糊，或昏迷
	心血虚	是指心血不足，不能濡养心脏所表现的证候	心悸怔忡，失眠多梦	眩晕，健忘，面色淡白无华，或萎黄，口唇色淡，舌色淡白，脉象细弱
	心阴虚	指心阴不足，不能濡养心脏所表现的证候		五心烦热，潮热，盗汗，两颧发红，舌红少津，脉细数
	瘀血内阻	此四种都是心脉痹阻证，指心脏脉络在各种致病因素作用下导致痹阻不通所反映的证候。常由年高体弱或病久正虚，导致瘀阻、痰凝、寒滞、气郁而发作	心悸怔忡，心胸憋闷疼痛，痛引肩背内臂，时发时止	痛如针刺，舌紫暗，有紫斑、紫点，脉细涩
	痰浊停聚			闷痛特甚，体胖痰多，身重困倦，舌苔腻，脉沉滑
	阴寒凝滞			突发剧痛，得温痛减，畏寒肢冷，舌淡苔白，脉沉迟或沉紧
	气机郁滞			胀痛，发作与精神因素有关，舌淡红，苔薄白，脉弦

（续表）

心	心火亢盛	指心火炽盛所表现的证候。凡五志、六淫化火，或因劳倦，或进食辛辣厚味，均能引起此证	一	心中烦怒，夜寐不安，面赤口渴，溲黄便干，舌尖红绛，或生舌疮，脉数有力。甚则狂躁谵语，或见吐血衄血，或见肌肤疮疡，红肿热痛
	痰迷心窍	是指痰浊蒙闭心窍表现的证候。多因湿浊酿痰，或情志不遂，气郁生痰而引起		面色晦滞，脘闷作恶，意识模糊，语言不清，喉有痰声，甚则昏不知人，舌苔白腻，脉滑。或精神抑郁，表情淡漠，神志痴呆，喃喃自语，举止失常。或突然仆地，不省人事，口吐痰涎，喉中痰鸣，两目上视，手足抽搐，口中如作猪羊叫声
	痰火扰心	指痰火扰乱心神所出现的证候。多因五志化火，灼液成痰，痰火内盛或外感邪热，挟痰内陷心包所致		发热气粗，面红目赤，痰黄稠，喉间痰鸣，躁狂谵语，舌红、苔黄腻，脉滑数，或见失眠心烦，痰多胸闷，头晕目眩，或见语言错乱，哭笑无常，不避亲疏，狂躁妄动，打人毁物，力逾常人
小肠	小肠实热	是指小肠里热炽盛所表现的证候。多由心热下移所致		心烦口渴，口舌生疮，小便赤涩，尿道灼痛，尿血，舌红苔黄，脉数
注意：小肠虚寒和小肠气痛分别归属于"脾阳虚"和"寒滞肝脉"中讨论				

（3）肺与大肠病辨证

肺居胸中，经脉下络大肠，与大肠相为表里。肺主气，司呼吸，主宣发肃降，通调水道，外合皮毛，开窍于鼻；大肠主传导，排泄糟粕。

肺的病证有虚实之分，虚证多见气虚和阴虚，实证多见风寒燥热、邪气侵袭、痰湿阻肺。大肠病证有湿热内侵、津液不足以及阳气亏虚等。

肺的病变主要为气失宣降，肺气上逆，或水液代谢方面的障碍，临床上往往出现咳嗽、气喘、胸痛、咯血等症状；大肠的病变主要是传导功能失常，主要表现为便秘与泄泻。

部位	分类	概念	症状
肺	肺气虚	是指肺气不足和卫表不固所表现的证候。多由久病咳喘，或气血生化不足所致	主症：咳喘无力，痰多清稀。 兼症：气少不足以息，体倦懒言，声音低怯，面色㿠白，或自汗畏风，易于感冒。 舌苔：舌淡苔白。 脉象：虚弱
	肺阴虚	是指肺阴不足，虚热内生所表现的证候。多由久咳伤阴，痨虫袭肺，或热病后期阴津损伤所致	主症：干咳无痰，或痰少而黏。 兼症：口燥咽干，形体消瘦，午后潮热，五心烦热，盗汗，颧红，甚则痰中带血，声音嘶哑。 舌苔：舌红少津。 脉象：细数
	风寒犯肺	是指风寒外袭，肺卫失宣所表现的证候	主症：咳嗽痰液稀白。 兼症：鼻塞流清涕，恶寒发热无汗。 舌苔：白苔。 脉象：浮紧
	痰湿阻肺	是指痰湿阻滞肺系所表现的证候。多由脾气亏虚，或久咳伤肺，或感受寒湿等病邪所引起	主症：咳嗽痰多，质黏，色白，易咯。 兼症：胸闷，甚则气喘痰鸣。 舌苔：舌淡，苔白腻。 脉象：滑
	燥邪犯肺	是指秋令燥邪犯肺耗伤津液，侵犯肺卫所表现的证候	主症：干咳痰少，质黏，唇、舌、咽、鼻干燥。 兼症：恶寒发热。 舌苔：舌红苔白或黄。 脉象：数。 发病季节：秋季多见
	风热犯肺	是指风热侵犯肺系，肺卫受病所表现的证候	主症：咳嗽，痰稠色黄。 兼症：鼻塞，流黄浊涕，身热恶风，口干咽痛。 舌苔：舌尖红，苔薄黄。 脉象：浮数。 发病季节：冬春多见
大肠	大肠湿热	是指湿热侵袭大肠所表现的证候。多因感受湿热外邪，或饮食不节等因素所引起	主症：下痢脓血或黄色稀水。 兼症：腹痛，里急后重，肛门灼热，身热口渴，小便短赤。 舌苔：舌红，苔黄腻。 脉象：滑数或濡数

（续表）

大肠	大肠液亏	是指津液不足，不能濡润大肠所表现的证候。多由素体阴亏，或久病伤阴，或热病后津伤未复，或妇女产后出血过多等因素所致	主症：大便秘结难解，数日一行。 兼症：口干咽燥，或口臭，头晕。 舌苔：舌红少津。 脉象：细涩
	肠虚滑泄	是指大肠阳气虚衰，不能固摄所表现的证候。多由泻、痢久延不愈所致	主症：便泄无度或失禁脱肛。 兼症：腹痛隐隐，喜按喜温。 舌苔：舌淡，苔白滑。 脉象：弱

（4）肝与胆病辨证

肝位于右胁，胆附于肝，肝胆经脉相互络属，肝与胆相表里。肝主疏泄，主藏血，性喜条达而恶抑郁；胆贮藏、排泄胆汁，以助消化，并与情志活动有关。

肝的病证有虚实之分，虚证多见肝血、肝阴不足；实证多见于风阳妄动，肝火炽盛，以及湿热寒邪犯扰等。

肝的病变主要表现在疏泄失常、血不归藏、筋脉不利等方面，多种目疾都与肝有关。肝的病变较为广泛和复杂，如胸胁少腹胀痛、窜痛，情志活动异常，头晕胀痛，手足抽搐，肢体震颤，以及月经不调，睾丸胀痛等，常与肝有关。胆病常见口苦发黄、失眠和胆怯易惊等情绪的异常。

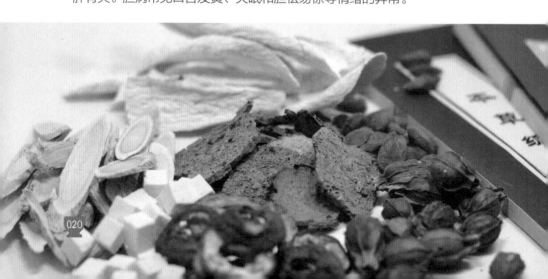

部位	分类	概念	症状
肝	肝气郁结	是指肝失疏泄，气机郁滞所表现的证候。多因情志抑郁，或突然的精神刺激以及其他病邪的侵扰而发病	症状：胸胁或少腹胀闷窜痛，胸闷喜太息，易怒，妇女月经不调。 舌象：薄白。 脉象：弦
	肝火上炎	是指肝脏之火上逆所表现的证候。多因情志不遂，肝郁化火，或热邪内犯等引起	症状：头晕胀痛，耳鸣如潮，面红目赤，口苦口干，急躁易怒，不眠多梦，胁肋灼痛，便秘尿黄，吐血。 舌象：舌红，苔黄。 脉象：弦数
	肝阴虚	是指肝脏阴液亏虚所表现的证候。多由情志不遂，气郁化火，或慢性疾病、温热病等耗伤肝阴引起	症状：眩晕耳鸣，胁痛目涩，面部烘热，五心烦热，潮热盗汗，口咽干燥，手足蠕动。 舌象：舌红少津。 脉象：弦细数。
	肝阳上亢	是指肝肾阴虚，不能制阳，致使肝阳偏亢所表现的证候。多因情志过极或肝肾阴虚，致使阴不制阳，水不涵木而发病	症状：眩晕耳鸣，头目胀痛，面红目赤，急躁易怒，心悸健忘，失眠多梦，腰膝酸软，头重脚轻。 舌象：舌红，少苔。 脉象：弦而有力
	肝血虚	是指肝脏血液亏虚所表现的证候。多因脾肾亏虚，生化之源不足，或慢性病耗伤肝血，或失血过多所致	症状：眩晕耳鸣，面白无华，夜寐多梦，视力减退或雀目。或见肢体麻木，关节拘急不利，手足震颤，肌肉跳动。妇女常见月经量少、色淡，甚则经闭。 舌象：舌淡，苔白。 脉象：弦细
	肝阳化风	是指肝阳亢逆无制而表现动风的证候。多因肝肾之阴久亏，肝阳失潜而暴发	主症：眩晕欲仆，头摇肢颤，语言謇涩，或舌强不语，或猝然倒地，不省人事，半身不遂。 兼症：头痛项强，手足麻木，步履不正。 舌苔：舌红，苔白或腻。 脉象：弦而有力
	热极生风	是指热邪亢盛引动肝风所表现的证候。多由邪热亢盛，燔灼肝经，热闭心神而发病	主症：手足抽搐，颈项强直，角弓反张，两目上视，牙关紧闭。 兼症：高热神昏，燥热如狂。 舌苔：舌红绛。 脉象：弦数有力

肝	阴虚动风	是指阴液亏虚引动肝风所表现的证候。多因外感热病后期阴液耗损，或内伤久病，阴液亏虚而发病	主症：手足蠕动。 兼症：午后潮热，五心烦热，口咽干燥，形体消瘦。 舌苔：舌红少津。 脉象：弦细数
	血虚生风	是指血虚筋脉失养所表现的动风证候。多由急慢性出血过多，或久病血虚所引起	主症：手足震颤，肌肉跳动，关节拘急不利，肢体麻木。 兼症：眩晕耳鸣，面白无华，爪甲不荣。 舌苔：舌淡，苔白。 脉象：细
	寒凝肝脉	是指寒邪凝滞肝脉所表现的证候。多因感受寒邪而发病	症状：少腹牵引睾丸坠胀冷痛，或阴囊收缩引痛，受寒则甚，得热则缓。 舌苔：舌苔白滑。 脉象：沉弦或迟
胆	肝胆湿热	是指湿热蕴结肝胆所表现的证候。多由感受湿热之邪，或偏嗜肥甘厚腻，酿湿生热，或脾胃失健，湿邪内生，郁而化热所致	症状：肋胀痛，或有痞块，口苦，腹胀，纳少呕恶，大便不调，小便短赤，或寒热往来，或身目发黄，或阴囊湿疹，或睾丸肿胀热痛，或带浊阴痒等。 舌苔：舌红，苔黄腻。 脉象：弦数
	胆郁痰扰	是指胆失疏泄，痰热内扰所表现的证候。多由情志不遂，疏泄失职，生痰化火而引起	症状：头晕目眩耳鸣，惊悸不宁，烦躁不寐，口苦呕恶，胸闷太息。 舌苔：舌苔黄腻。 脉象：弦滑

（5）肾与膀胱病辨证

肾左右各一，位于腰部，其经脉与膀胱相互络属，故两者相为表里。肾藏精，主生殖、主水，为先天之本；膀胱具有贮尿排尿的作用。

肾藏元阴元阳，为人体生长发育之根、脏腑机能活动之本。肾如果有损耗，则其他脏腑也会生病。

肾的病变主要反映在生长发育、生殖机能、水液代谢的异常方面，临床常见症状有腰膝酸软而痛，耳鸣耳聋，发白早脱，牙齿动摇，阳痿遗精、精少不育，女子经少、经闭，以及水肿、二便异常等；膀胱的病变主要表现在尿频、尿急、尿痛、尿闭以及遗尿、小便失禁等症。

部位	分类	概念	相同症状	症状
肾	肾阳虚	是指肾脏阳气虚衰所表现的证候。多由素体阳虚，或年高肾亏，或久病伤肾，以及房劳过度等因素引起	腰膝酸软，神倦无力	生殖：阳痿，女子宫寒不孕。 二便：五更泄泻。 其他症状：形寒肢冷，浮肿。 舌苔：舌淡胖，苔白。 脉象：沉细
	肾阴虚	是指肾脏阴液不足所表现的证候。多由久病伤肾，或禀赋不足，房事过度，或过服温燥劫阴之品所致		生殖：遗精早泄，经少经闭。 二便：溲黄，便干。 其他症状：失眠多梦，潮热盗汗，咽干颧红。 舌苔：舌红少津。 脉象：细数
	肾精不足	是指肾精亏损所表现的证候。多因禀赋不足，先天发育不良，或后天调养失宜，或房劳过度，或久病伤肾所致		生殖：精少不育，经闭不孕。 其他症状：痿软，发脱齿摇，健忘耳聋，动作迟缓，足痿无力，精神呆钝。 舌苔：舌淡红，苔白。 脉象：沉细
	肾气不固	是指肾气亏虚固摄无权所表现的证候。多因年高肾气亏虚，或年幼肾气未充，或房事过度，或久病伤肾所致		生殖：滑精，早泄，带多，滑胎。 二便：小便频数而清，余沥不尽，遗尿失禁，夜间尿频。 其他症状：神疲耳鸣。 舌苔：舌淡，苔白。 脉象：沉弱
	肾不纳气	是指肾气虚衰，气不归元所表现的证候。多由久病咳喘，肺虚及肾，或劳伤肾气所致		症状：咳喘，呼多吸少，气不得续，动则喘息益甚，自汗神疲，声音低怯。 舌苔：舌红，苔白。 脉象：细数
膀胱	膀胱湿热	是指湿热蕴结膀胱所表现的证候。多由感受湿热，或饮食不节，湿热内生，下注膀胱所致		症状：尿频尿急，排尿艰涩，尿道灼痛，尿黄赤浑浊或尿血，或有砂石，小腹痛胀迫急，或伴见发热，腰酸胀痛。 舌苔：舌红，苔黄腻。 脉象：滑数

（6）脏腑兼病辨证

人体的每一个脏腑虽然各有其独特的功能，但它们彼此之间却是密切联系的，因而在发病时往往不是孤立的，而是相互关联的。

凡两个或两个以上脏器相继或同时发病者，即为脏腑兼病。

一般来说，脏腑兼病在病理上有着一定的内在规律，只要具有表里、生克、乘侮关系的脏器，兼病较常见，反之则较为少见。因此在辨证时，应注意辨析发病脏腑之间的因果关系，这样在治疗时才能分清主次，灵活运用。

脏腑兼病的证候极为复杂，但一般以脏与脏、脏与腑的兼病常见。具有表里关系的病变已在五脏辨证中论述，现对临床最常见的兼证进行讨论。

兼病类型	概念	症状
心肺气虚	是指心肺两脏气虚所表现的证候。多由久病咳喘，耗伤心肺之气，或禀赋不足，年高体弱等因素引起	症状：心悸咳喘，气短乏力，动则尤甚，胸闷，痰液清稀，面色㿠白，头晕神疲，自汗声怯。 舌苔：舌淡苔白。 脉象：沉弱或结代
心脾两虚	是指心血不足、脾气虚弱所表现的证候。多由病久失调，或劳倦思虑，或慢性出血而致	症状：心悸怔忡，失眠多梦，眩晕健忘，面色萎黄，食欲不振，腹胀便溏，神倦乏力，或皮下出血，妇女月经量少色淡、淋漓不尽等。 舌苔：舌质淡嫩。 脉象：细弱
心肾不交	是指心肾水火既济失调所表现的证候。多由五志化火、思虑过度、久病伤阴、房事不节等引起	症状：心烦不寐，心悸健忘，头晕耳鸣，腰酸遗精，五心烦热，咽干口燥，或伴见腰部、下肢酸困发冷。 舌苔：舌红。 脉象：细数
心肾阳虚	是指心肾两脏阳气虚衰，阴寒内盛所表现的证候。多由久病不愈，或劳倦内伤所致	症状：畏寒肢冷，心悸怔忡，小便不利，肢体浮肿，或唇甲青紫。 舌苔：舌淡暗或青紫，苔白滑。 脉象：沉微细

肝脾不调	是指肝失疏泄，脾失健运所表现的证候。多由情志不遂，郁怒伤肝，或饮食不节，劳倦伤脾而引起	症状：胸胁胀满窜痛，喜太息，情志抑郁或急躁易怒，纳呆腹胀，便溏不爽，肠鸣矢气，或腹痛欲泻，泻后痛减。 舌苔：舌苔白或腻。 脉象：弦
肝胃不和	是指肝失疏泄，胃失和降所表现的证候。多由情志不遂，气郁化火，或寒邪内犯肝胃而发病	症状：脘胁胀闷疼痛，嗳气呃逆，嘈杂吞酸，烦躁易怒。或巅顶疼痛，遇寒则甚，得温痛减，呕吐涎沫，形寒肢冷。 舌苔：舌淡，苔白滑。 脉象：沉弦紧
肝火犯肺	是指肝经气火上逆犯肺所表现的证候。多由郁怒伤肝，或肝经热邪上逆犯肺所致	症状：胸胁灼痛，急躁易怒，头晕目赤，烦热口苦，咳嗽阵作，痰黏量少色黄，甚则咯血。 舌苔：舌红，苔薄黄。 脉象：弦数
肝肾阴虚	是指肝肾两脏阴液亏虚所表现的证候。多由久病失调，房事不节，情志内伤等引起	症状：头晕目眩，耳鸣健忘，失眠多梦，咽干口燥，腰膝酸软，胁痛，五心烦热，颧红盗汗，男子遗精，女子经少。 舌苔：舌红少苔。 脉象：细数
肺脾气虚	是指脾肺两脏气虚所表现的证候。多由久病咳喘，肺虚及脾，或饮食劳倦伤脾，脾虚及肺所致	症状：久咳不止，气短而喘，痰多稀白，食欲不振，腹胀便溏，声低懒言，疲倦乏力，面色㿠白，甚则面浮足肿。 舌苔：舌淡，苔白。 脉象：细弱
肺肾阴虚	是指肺、肾两脏阴液不足所表现的证候。多由久咳肺阴受损，肺虚及肾，或肾阴亏虚，肾虚及肺所致	症状：咳嗽痰少，或痰中带血甚至咯血，口燥咽干，声音嘶哑，形体消瘦，腰膝酸软，颧红盗汗，骨蒸潮热，男子遗精，女子月经不调。 舌苔：舌红少苔。 脉象：细数
脾肾阳虚	是指脾肾两脏阳气亏虚所表现的证候。多由久病、久泻或水邪久停，导致脾肾两脏阳虚而成	症状：面色㿠白，畏寒肢冷，腰膝或下腹冷痛，久泻久痢，或五更泄泻，或下利清谷，或小便不利，面浮肢肿，甚则腹胀如鼓。 舌苔：舌淡胖，苔白滑。 脉象：沉细

（7）经络辨证

经络辨证是以经络学说为理论依据，对病人的若干症状体征进行分析综合，以判断病属何经、何脏、何腑，从而进一步确定发病原因、病变性质、病理机转的一种辨证方法，是中医诊断学的重要组成部分，也可用以补充脏腑辨证。

经络是人体经气运行的通道，又是疾病发生和传变的途径。其分布周身，运行全身气血，联络脏腑肢节，沟通上下内外，使人体各部相互协调，共同完成各种生理活动。故当外邪侵入人体，经气失常，病邪就会通过经络逐渐传入脏腑；反之，如果内脏发生病变，同样也会循着经络反映于体表，在体表经脉循行的部位，特别是经气聚集的腧穴之处，出现各种异常反应，如麻木、酸胀、疼痛，对冷热等刺激的敏感度异常，或皮肤色泽改变，或见脱屑、结节等。

如《素问·脏气法时论》曰："肝病者，两胁下痛，引少腹；……肺病者，喘咳逆气肩背痛。"胁下、少腹、肩背便是该脏经络循行之处。正由于经络系统能够有规律地反映出若干证候，因此临床可根据这些证候，用经络辨证的方法，以进一步确定病变性质及其发展趋势。

经络辨证与脏腑辨证互为补充，二者不可截然分开。脏腑病证侧重于阐述脏腑功能失调所出现的各种症状，而经络病证则主要是论述经脉循行部位出现的异常反应，对其所属脏腑病证的论述较为简略，是脏腑辨证的补充，对临床各科，特别是针灸、按摩等治疗具有重要意义。

气血津液辨证

气血津液辨证是运用脏腑学说中气血津液的理论，分析气、血、津液所反映的各科病证的一种辨证诊病方法。

由于气血津液都是脏腑功能活动的物质基础，而它们的生成及运行又有赖于脏腑的功能活动，因此在病理上，脏腑发生病变可以影响到气血津液的变化，而气血津液的病变也必然要影响到脏腑的功能。所以，气血津液的病变是与脏腑密切相关的，气血津液辨证应与脏腑辨证互相参照。

（1）气病辨证

气的病证有很多，《素问·举痛论篇》说"百病生于气也"，指出了气病的广泛性。气病临床常见的证候，可概括为气虚、气陷、气滞、气逆四种。

 气虚证

气虚证是指脏腑组织机能减退所表现的证候。常由久病体虚、劳累过度、年老体弱等因素引起。

临床表现：

少气懒言，神疲乏力，头晕目眩，自汗，活动时诸证加剧。舌淡苔白，脉虚无力。

 气陷证

气陷证是指气虚无力升举而反下陷的证候。多见于气虚证的进一步发展，或劳累用力过度，损伤某一脏器所致。

临床表现：

头晕目花，少气倦怠，久痢久泄，腹部有坠胀感，脱肛或子宫脱垂等。舌淡苔白，脉弱。

 气滞证

气滞证是指人体某一脏腑、某一部位气机阻滞，运行不畅所表现的证候。多由情志不舒，或邪气内阻，或阳气虚弱，温运无力等因素导致气机阻滞而成。

临床表现：

胀闷，疼痛，攻窜阵发。

气逆证

气逆证是指气机升降失常，逆而向上所引起的证候。临床以肺胃之气上逆和肝气升发太过的病变为多见。

临床表现：

肺气上逆，则见咳嗽喘息；胃气上逆，则见呃逆、嗳气、恶心、呕吐；肝气上逆，则见头痛、眩晕、昏厥、呕血等。

（2）血病辨证

血的病证表现很多，因病因不同而有寒热、虚实之别，其临床表现可概括为血虚、血瘀、血热、血寒四种证候。

血虚证

血虚证是指血液亏虚，脏腑百脉失养，导致全身虚弱的证候。血虚证的形成原因有：禀赋不足；或脾胃虚弱，生化乏源；或各种急慢性出血；或久病不愈；或思虑过度，暗耗阴血；或瘀血阻络新血不生；或因患肠寄生虫病而致。

临床表现：

面白无华或萎黄，唇色淡白，爪甲苍白，头晕眼花，心悸失眠，手足发麻，妇女经血量少色淡、经期错后或闭经。舌淡苔白，脉细无力。

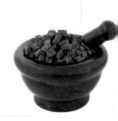

血瘀证

血瘀证是指因瘀血内阻所引起的证候。血瘀证形成的原因有：寒邪凝滞，以致血液瘀阻，或由气滞而引起血瘀；或因气虚推动无力，血液瘀滞；或因外伤及其他原因造成血液流溢脉外，不能及时排出和消散而致。

临床表现：

疼痛和针刺刀割，痛有定处，拒按，常在夜间加剧。肿块在体表者，色呈青紫；在腹内者，紧硬按之不移，称为症积。出血反复不止，色泽紫暗，中夹血块，或大便色黑如柏油。面色黧黑，口唇爪甲紫暗，或皮下紫斑，或肤表丝状如缕，或腹部青筋外露，或下肢筋青胀痛等。妇女常见经闭。舌质紫暗，或见瘀斑、瘀点，脉象细涩。

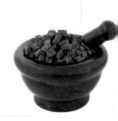

血热证

血热证是指脏腑火热炽盛，热迫血分所表现的证候。多因烦劳、嗜酒、恼怒伤肝、房事过度等因素引起。

临床表现：

咯血、吐血、尿血、衄血、便血，妇女月经先期、量多，血热、心烦、口渴。舌红绛，脉滑数。

血寒证

血寒证是指局部脉络寒凝气滞，血行不畅所表现的证候。常由感受寒邪引起。

临床表现：

手足或少腹冷痛，肤色紫暗发凉，喜暖恶寒，得温痛减，妇女月经延期，痛经，经色紫暗、夹有血块。舌紫暗，苔白，脉沉迟涩。

（3）气血同病辨证

气血同病辨证，是用于既有气的病证，同时又兼见血的病证的一种辨证方法。

气和血具有相互依存、相互为用的密切关系，因而在发生病变时，气血常可相互影响，既见气病，又见血病，即为气血同病。气血同病常见的证候有气滞血瘀、气虚血瘀、气血两虚、气不摄血、气随血脱等。

气滞血瘀证

气滞血瘀证是指由于气滞不行以致血运障碍，而出现既有气滞又有血瘀的证候。多由情志不遂，或外邪侵袭，导致肝气久郁不解所引起。

临床表现：

胸胁胀满疼痛，性情急躁，刺痛拒按，妇女经闭或痛经，经色紫暗、夹有血块，乳房胀痛等。舌质紫暗或有紫斑，脉弦涩。

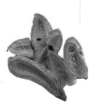

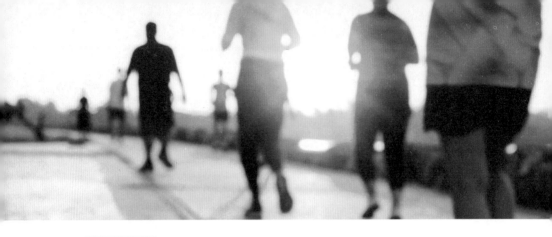

气虚血瘀证

气虚血瘀证是指既有气虚之象，同时又兼有血瘀的证候。多因久病气虚，运血无力而逐渐形成瘀血内停所致。

临床表现：

面色淡白或晦滞，身倦乏力，少气懒言，疼痛如刺，常见于胸胁痛，拒按。舌淡暗或有紫斑，脉沉涩。

气血两虚证

气血两虚证是指气虚与血虚同时存在的证候。多由久病不愈，气虚不能生血，或血虚无以化气所致。

临床表现：

头晕目眩，少气懒言，乏力自汗，面色淡白或萎黄，心悸失眠。舌淡而嫩，脉细弱。

气不摄血证

气不摄血证又称气虚失血证，是指因气虚而不能统血，气虚与失血并见的证候。多因久病气虚，失其摄血之功所致。

临床表现：

吐血，便血，皮下瘀斑，崩漏，气短，倦怠乏力，面色白而无华。舌淡，脉细弱。

气随血脱证

气随血脱证是指大出血时所引起阳气虚脱的证候。多由肝、胃、肺等脏器本有宿疾而脉道突然破裂，或外伤，或妇女崩中、分娩等引起。

临床表现：

大出血时突然面色苍白，四肢厥冷，大汗淋漓，甚至晕厥。舌淡，脉微细欲绝，或浮大而散。

（4）津液病辨证

津液病辨证是分析津液病证的辨证方法。津液病证一般可概括为津液不足和水液停聚两个方面。

津液不足证

津液不足证是指由于津液亏少，失去其濡润滋养作用所出现的以燥化为特征的证候。多由燥热灼伤津液，或因汗、吐等所致。

临床表现：

口渴咽干，唇燥而裂，皮肤干枯无泽，小便短少，大便干结。舌红少津，脉细数。

水液停聚证

水液停聚证是指水液输布、排泄失常所引起的痰饮水肿等病证。凡外感六淫，内伤脏腑皆可导致本证发生。

①水肿

水肿是指体内水液停聚，泛滥肌肤所引起的面目、四肢、胸腹甚至全身浮肿的病证。

临床将水肿分为阳水、阴水两大类。

阳水：发病较急，水肿性质属实者，称为阳水。多为外感风邪，或水湿浸淫等因素引起。

临床表现：

眼睑先肿，继而头面，甚至遍及全身，小便短少，来势迅速。皮肤薄而光亮。并兼有恶寒发热，无汗，舌苔薄白，脉象浮紧；或兼见咽喉肿痛，舌红，脉象浮数。

阴水：发病较缓，水肿性质属虚者，称为阴水。多因劳倦内伤、脾肾阳衰、正气虚弱等因素引起。

临床表现：

身肿，腰以下为甚，按之凹陷不易恢复，脘闷腹胀，纳呆食少，大便溏稀，面色㿠白，神疲肢倦，小便短少，舌淡，苔白滑，脉沉缓。

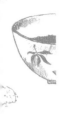

②痰饮

痰饮是指由于脏腑功能失调以致水液停滞所产生的病证。一般可分为痰证和饮证。

痰证：是指水液凝结，质地稠厚，停聚于脏腑、经络、组织之间而引起的病证。常由外感六淫、内伤七情，导致脏腑功能失调而产生。

临床表现：

> 咳嗽咳痰，痰质黏稠，胸脘满闷，纳呆呕恶，头晕目眩，或神昏癫狂，喉中痰鸣，或肢体麻木，见瘰疬、瘿瘤、乳癖、痰核等。舌苔白腻，脉滑。

饮证：是指水饮质地清稀，停滞于脏腑、组织之间所表现的病证。多由脏腑机能衰退等障碍引起。

临床表现：

> 咳嗽气喘，痰多而稀，胸闷心悸，甚或倚息不能半卧，或脘腹痞胀，水声漉漉，泛吐清水，或头晕目眩，小便不利，肢体浮肿，沉重酸困。苔白滑，脉弦。

六经辨证

六经辨证始见于《伤寒论》，是东汉医学家张仲景在《素问·热论》等篇的基础上，结合伤寒病证的传变特点所创立的一种论治外感病的辨证方法。它以六经为纲，将外感病演变过程中所表现的各种证候，总结归纳为三阳病和三阴病，分别从邪正盛衰、病变部位、病势进退及其相互传变等方面阐述外感病各阶段的病变特点。三阳病，包括太阳病、阳明病、少阳病，以六腑的病变为基础；三阴病，即太阴病、少阴病、厥阴病，以五脏的病变为基础。因此，六经病证基本上概括了脏腑和十二经脉的病变。

凡是抗病能力强、病势亢盛的，为三阳病证；抗病力衰减、病势虚弱的，为三阴病证。

	分类		概念	临床表现
太阳病证	太阳经证	太阳中风证	是指风邪袭于肌表，卫气不固，营阴不能内守而外泄出现的一种临床证候	发热，汗出，恶风，头痛，脉浮缓，有时可见鼻鸣干呕
		太阳伤寒证	是指寒邪袭表，太阳经气不利，卫阳被束，营阴郁滞所表现出的临床证候	发热，恶寒，头项强痛，体痛，无汗而喘，脉浮紧
	太阳腑证	太阳蓄水证	是指外邪不解，内传于太阳膀胱之腑，膀胱气化失司，水道不能而致蓄水所表现出的临床证候	小便不利，小腹胀满，发热烦渴，渴欲饮水，水入即吐，脉浮或浮数
		太阳蓄血证	是指外邪入里化热，随经深入下焦，邪热与瘀血相互搏结于膀胱少腹部位所表现出的临床证候	少腹急结，硬满疼痛，如狂或发狂，小便自利或不利，或大便色黑，舌紫或有瘀斑，脉沉涩或沉结
阳明病证		阳明经证	是指阳明病邪热弥漫全身，充斥阳明之经，肠中并无燥屎内结所表现出的临床证候。又称阳明热证	身大热，大汗出，大渴引饮，脉洪大；或见手足厥冷，喘促气粗，心烦谵语，舌质红，苔黄腻
		阳明腑证	是指阳明经邪热不解，由经入腑，或热自内发，与肠中糟粕互结，阻塞肠道所表现出的临床证候。又称阳明腑实证。临床以"痞、满、燥、实"为其特点	潮热、手足汗出，脐腹胀满疼痛，大便秘结，或腹中转失气，严重者谵语、狂乱，不得眠。舌苔多厚黄干燥，边尖起芒刺，甚至焦黑燥裂，脉沉迟而实或滑数

分类		概念	临床表现
	少阳病证	是指人体受外邪侵袭，邪正争于半表半里之间，少阳枢机不利所表现出的临床证候。少阳病从其病位来看，是已离太阳之表，而又未入阳明之里，正是半表半里之间，因而在其病变的机转上属于半表半里的热证。可由太阳病不解内传，或病邪直犯少阳，或三阴病阳气来复，转入少阳而发病	往来寒热，胸胁苦满，默默不欲饮食，心烦喜呕，口苦，咽干，目眩。苔薄白，脉弦
	太阴病证	是指邪犯太阴，脾胃机能衰弱所表现出的临床证候。太阴病中之"太阴"主要是指脾胃而言。可由三阳病治疗失当，损伤脾阳，也可因脾气素虚，寒邪直中而起病	腹满而吐，食不下，口不渴，时腹自痛。舌苔白腻，脉沉缓而弱
少阴病证	少阴进化证	是指心肾水火不济，病邪从水化寒，阴寒内盛而阳气衰弱所表现出的临床证候	无热恶寒，脉微细，但欲寐，四肢厥冷，下利清谷，呕不能食，或食入即吐；或脉微欲绝，反不恶寒，甚至面赤
	少阴热化证	是指少阴病邪从火化热而伤阴，致阴虚阳亢所表现出的临床证候	心烦不寐，口燥咽干，小便短赤、舌红，脉细数
	厥阴病证	是指病至厥阴，机体阴阳调节功能发生紊乱，所表现出的寒热错杂、厥热胜复的临床证候。为六经病证的较后阶段。厥阴病的发生，一为直中，系平素厥阳之气不足，风寒外感，直入厥阴；二为传经，少阴病进一步发展传入厥阴；三为转属，少阳病误治、失治，阳气大伤，病转厥阴	消渴，气上冲心，心中疼热，饥不欲食，食则呕吐蛔虫

卫气营血辨证

卫气营血辨证是清代医学家叶天士首创的一种论治外感温热病的辨证方法。

四时温热邪气侵袭人体，会造成卫气营血生理功能的失常，破坏了人体的动态平衡，从而导致温热病的发生。此种辨证方法是在伤寒六经辨证的基础上发展起来的，又弥补了六经辨证的不足，从而丰富了外感病辨证学的内容。

所谓卫、气、营、血，即卫分证、气分证、营分证、血分证这四类不同证候。当温热病邪侵入人体，一般先起于卫分，邪在卫分郁而不解则传变而入气分，气分病邪不解，以致正气虚弱、津液亏耗，病邪乘虚而入营血，营分有热，动血耗阴势必累及血分。

分类		概念	症状
卫分证候		是指温热病邪侵犯人体肌表，致使肺卫功能失常所表现的证候。其病变主要累及肺卫	症状：发热，微恶风寒，口渴，头痛咳嗽，咽喉肿痛。 舌苔：舌边尖红。 脉象：浮数
气分证候		是指温热病邪内入脏腑，正盛邪实，正邪剧争，阳热亢盛的里热证候。为温热邪气由表入里、由浅入深的极盛时期。由于邪入气分及所在脏腑、部位的不同，所反映的证候有多种类型，常见的有热壅于肺、热扰胸膈、热在肺胃、热迫大肠等	症状：发热不恶寒反恶热，口渴甚，或咳喘痰黄，或心烦懊恼，或壮热大汗。 舌苔：舌红苔黄。 脉象：数
营分证候		是指在温热病邪内陷的深重阶段表现的证候。营行脉中，内通于心，故营分证以营阴受损、心神被扰的病变为其特点	症状：身热夜甚，口渴不甚，心烦不寐，甚或神昏谵语，斑疹隐现。 舌苔：舌苔绛。 脉象：细数
血行证	血热妄行证	是指热入血分，损伤血络而表现的出血证候	症状：烦热狂躁，谵妄，斑疹透露，吐衄，便血，尿血。 舌苔：舌质深绛或紫。 脉象：细数
	血热伤阴证	是指血分热盛，阴液耗伤而见的阴虚内热的证候	症状：低热、五心烦热，口干，神倦，耳聋，心烦不寐。 舌苔：舌体瘦小，少津。 脉象：虚细数

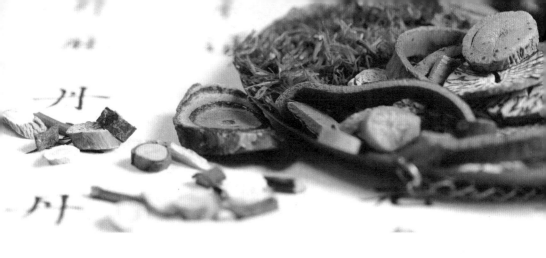

三焦辨证——外感温热病的辨证纲领

三焦所属脏腑的病理变化和临床表现，标志着温病发展过程的不同阶段。

上焦主要包括手太阴肺经和手厥阴心包经的病变，多为温热病的初期阶段。中焦主要包括手、足阳明经和足太阴脾经的病理变化。脾胃同属中焦，阳明主燥，太阴主湿。邪入阳明而从燥化，则多呈里热燥实证；邪入太阴而从湿化，多为湿温病证。其中，足阳明胃经的病变多为极期阶段。下焦主要包括足少阴肾经和足厥阴肝经的病变，多为肝肾阴虚之候，属温病的末期阶段。

（1）上焦病证

上焦病证是指温热病邪侵袭人体，从口鼻而入，自上而下，一开始就出现肺卫受邪的证候。温邪犯肺以后，它的传变有两种趋势：一种是"顺传"，指病邪由上焦传入中焦而出现中焦足阳明胃经的证候；另一种为"逆传"，即从肺经而传入手厥阴心包经，出现"逆传心包"的证候。

临床表现：

微恶风寒，身热自汗，口渴或不渴而咳，午后热甚；脉浮数或两寸独大；邪入心包，则舌謇肢厥、神昏难语。

（2）中焦病证

中焦病证是指温病自上焦开始，顺传至中焦，所表现出的脾胃证候。若邪从燥化，或为无形热盛，或为有形热结，表现出阳明失润、燥热伤阴的证候；若邪从湿化，郁阻脾胃，气机升降不利，则表现出湿温病证。因此在证候上，有胃燥伤阴与脾经湿热的区别。

胃燥伤阴证

胃燥伤阴证是指病入中焦，邪从燥化，出现阳明燥热的证候。

临床表现：

身热面赤，腹满便秘，口干咽燥，唇裂舌焦，苔黄，脉象沉涩。

脾经湿热证

脾经湿热证是指湿温之邪郁阻太阴脾经而致的证候。

临床表现：

面色萎黄，头身重病，汗出热不解，身热不扬，小便不利，大便不爽或溏泄，苔黄滑腻，脉细而濡数，或见胸腹等处出现白斑。

（3）下焦病证

下焦病证是指温邪久留不退，劫灼下焦阴精，肝肾受损，而出现的肝肾阴虚的证候。

临床表现：

身热面赤，手足心热甚于手足背，口干，舌燥，神倦耳聋，脉象虚大；或手足蠕动，心中憺憺大动，神倦脉虚，舌绛少苔，甚或时时欲脱。

治标求本，标本分缓急

《素问·阴阳应象大论》中提到："治病必求其本。"即治疗疾病时，必须针对造成疾病的根本原因进行治疗。这是辨证论治的基本原则。

中医治病讲究标本缓急，病症往往是复杂的、盘根错节的，因此治疗过程要运用标本理论，分清主次缓急，以进行及时合理的治疗。

标本的原则一般是急则治其标、缓则治其本和标本同治三条。

急则治其标，指标病危急，若不及时治之，会危及患者生命，或影响本病的治疗。如胀满、大出血、剧痛等病，皆宜先除胀、止血、止痛。《素问·标本病传论》中说道："先热后生中满者，治其标……先病而后生中满者，治其标……小大不利，治其标。"待病情相对稳定后，再考虑治本。

缓则治其本，指在标病不甚急的情况下，采取治本的原则，即针对主要病因、病证进行治疗，以解除病之根本。如阴虚发热，只要滋阴养液治其本，发热标病就不治而退。故《素问·标本病传论》说："先寒而后生病者，治其本；先病而后寒者，治其本；先热而后生病者，治其本……先病而后泄者，治其本；先泄而后生他病者，治其本。必先调之，乃治其他病。"

标本同治，指标病、本病俱急，在时间与条件上不能单治标或单治本，只可采取同治之法。如肾不纳气的喘咳病，本为肾气虚，标为肺失肃降，因此治疗既要益肾纳气，又要肃肺平喘，标本兼顾。

疾病的标本关系不是绝对的，在一定的条件下可以互相转化，在治疗过程中要随时观察疾病变化。

扶正祛邪

疾病的发生与发展是正气、邪气斗争的过程。正气充沛，则人体有抗病能力，疾病就会减少或不病；若正气不足，疾病就会继续发生和传变。治疗的关键就是改变正邪双方力量的对比，扶助正气，祛除邪气，使疾病向痊愈方面转化。因此，各种治疗措施皆离不开"扶助"与"祛邪"这两方面。

扶正就是使用扶助正气的药物或其他疗法，以增强体质、提高抗病能力，达到战胜疾病、恢复健康的目的。它适用于以正虚为主，邪不盛实的虚证。如气虚、阳虚证，宜采取补气、壮阳法治疗；阴虚、血虚证，宜采取滋阴、养血法治疗。

祛邪就是使用药物或其他疗法，以祛除疾病，达到邪祛正复的目的。它适用于以邪实为主，而正未虚衰的实证。临床上常用的汗法、吐法、下法、清热、利湿、消导、行气、活血等，都是在这一原则指导下，根据邪气的不同情况而制定的。

运用扶正祛邪这一原则，要注意观察邪正消长的盛衰情况，根据正邪双方在疾病过程中的发展变化，分清主次、先后，灵活地运用到实际中，要以"扶正不留邪，祛邪不伤正"为原则。

调整阴阳

所谓调整阴阳，是针对机体阴阳偏盛偏衰的变化，采取"损其有余，补其不足"的原则，使阴阳恢复至相对的平衡状态。从根本上讲，人体患病是阴阳之间的协调平衡遭到破坏，出现了偏盛偏衰的结果。故调整阴阳、"以平为期"是中医治疗疾病的根本法则。

调整阴阳的治则主要有两个方面，一是损其有余，二是补其不足。

损其有余又称损其偏盛，是指阴或阳的一方偏盛有余的病证，应当用"实则泻之"的方法来治疗。

由于阴阳是互根的，"阴盛则阳病""阳盛则阴病"。在阴阳偏盛的病变中，如其相对一方有偏衰时，则当兼顾其不足，配以扶阳或滋阴之法。

补其不足是指对于阴阳偏衰的病证，采用"虚则补之"的方法予以治疗的原则。病有阴虚、阳虚、阴阳两虚之分，其治则有滋阴、补阳、阴阳双补之别。

三因制宜

（1）因人制宜

根据病人的性别、年龄、体质等不同特点，来考虑治疗用药的原则，称"因人制宜"。如不同性别，妇女区别于男性，有月经、怀孕、产后等生理特点，治疗用药必须加以考虑；不同年龄，生理机能及病变特点亦有差别，老年人血气虚少，机能减退，患病多虚证或正虚邪实，虚证宜补，而邪实须攻者亦应慎重，以免损伤正气；不同体质，由于每个人的先天禀赋和后天调养不同，个体素质不仅有强弱之分，而且还有偏寒偏热以及素有某种慢性疾病等不同情况，所以虽患同一疾病，治疗用药亦应有所区别，阳热之体慎用温补，阴寒之体慎用寒凉等。

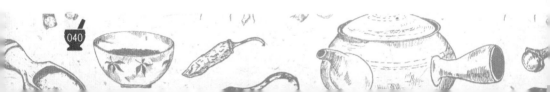

（2）因地制宜

根据不同地区的地理环境特点，来考虑治疗用药的原则，称"因地制宜"。如我国西北地区，地势高而寒冷少雨，故其病多燥寒，治宜辛润；东南地区，地势低而温热多雨，其病多湿热，治宜清化。这说明地区不同，患病亦异，治法应当有别，即使患有相同病证，治疗用药亦应考虑不同地区的特点。如辛温发表药治外感风寒证，在西北严寒地区，药量可以稍重；而在东南温热地区，药量就应稍轻。

（3）因时制宜

四时气候的变化对人体的生理功能、病理变化均产生一定的影响，根据不同季节的时令特点，以考虑用药的原则，称"因时制宜"。如春夏季节，阳气升发，人体腠理疏松发散，治疗应避免开泄太过，耗伤气阴；而秋冬季节，阴盛阳衰，人体阳气敛藏于内，此时若病非大热，应慎用寒凉之品，以防苦寒伤阳。

因人、因地、因时制宜的治疗原则，充分体现了中医治疗疾病的整体观念和辨证论治在实际应用上的原则性和灵活性，必须全面地看问题，具体情况具体分析。

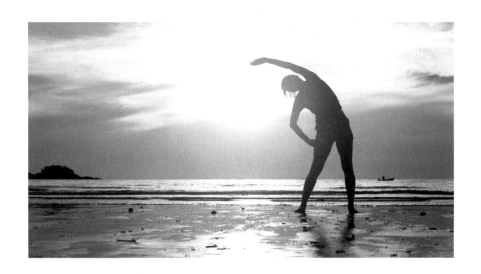

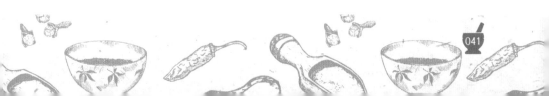

『八法』——中医论治常见治病法

中医论治可以总结归纳为八常法，指在论治中常用的治法来诊疗病证，前人将各种治法归纳为八种，故称为"八法"。

汗法

汗法又称解表法，是通过开泄腠理，调和营卫，发汗祛邪的治疗方法，具有解表、透疹、退肿、消散疮疡等作用。多用于外感六淫之邪的表证，麻疹初期，疹点隐隐不透，腰以上水肿等病证。运用汗法治疗外感热病，要求达到汗出热退、脉静身凉，以周身微汗出为度，不可过汗或久用。但应注意用药的峻和缓，应用时还需因人、因时制宜。汗法的禁忌范围，凡属津亏、血虚、阳弱，兼有热毒，兼有湿热，或种种因素兼而有之，虽有表证，亦不可单独使用辛温发汗。

清法

清法又称清热法，是运用具有清热作用的寒凉药物，以治疗热性病证的一种治法，广泛应用于温热病邪所引起的各种病证。其作用为清热除烦、和阴保津。

在临证应用时，有清热生津、清热凉血、清热养阴、清热解暑、清热解毒、清热除湿、清泻脏腑等法。应用时应注意辨明寒热真假、虚实、轻重，因人而异。

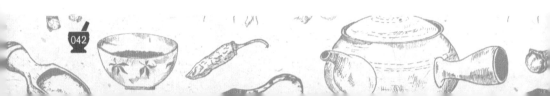

下法

下法又称攻下法，是通过通便、下积、泻实、逐水以攻逐邪实，荡涤肠胃，排除积滞的治法。下法广泛应用于燥屎、积滞、实热及水饮等里实证，具有排除燥屎，荡涤邪热，逐水泻瘀，攻下宿食、痰结、冷积，通导结滞等作用。

临证应用时，尚分为寒下、温下、润下、逐水等法。使用下法应选择下之时机，既不宜迟，也不可过早，总以及时为要。

消法

消法又称消散法，是通过消导和散结的作用，使积聚之实邪渐消缓散的一种治法。消法与下法有所区别：下法是对于燥结、宿食、停痰、留饮、瘀阻等有形之邪，在病势急迫、形证俱实，必须急于排除，而且有可能排除的情况下使用；消法则是为渐积而成的有形之邪，病势较缓，不必要而且不可能急于排除的病情而设。

消法在临证应用中，可分为化食、磨积、豁痰、利水等法。使用时，首先应辨明病邪郁滞之部位，有在脏、在腑、在经络、在气、在血等不同。消法虽不及下法之剧烈，但总属攻邪之法，务须分清虚实，以免误治。

补法

补法又称补益法，是用具有补益作用的药物，治疗人体阴阳气血之不足或某一脏腑之虚损的治法。其作用在于补益人体气血的不足，协调阴阳的偏胜，使之归于平衡。

补法在临证应用中，主要包括补气、补血、补阴、补阳四个方面。在使用时，应注意兼顾气血，即治气虚时兼顾补血，治血虚时兼顾补气；还要注意调补阴阳，做到"善补阳者，必于阴中求阳，则阳得阴助而生化无穷；善补阴者，必于阳中求阴，则阴得阳升而泉源不竭"。由于每一脏腑的生理功能不同，其虚损亦各具特点，因此应"五脏分补"。

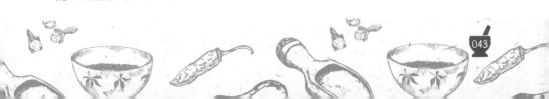

补法分峻补与缓补，应量证而用。总之，不应出现虚不受补、气血互碍、泥膈等情况，亦不可妄补，免生他变。

温法

温法又称温里法，是使用温热类药物祛除寒邪和补益阳气的一种治法，包括温运、祛寒、回阳等作用，是治疗寒证的基本方法。温法广泛应用于寒邪入体、凝滞经络、阳气衰微等证，从而达到补益阳气而祛邪治病的目的。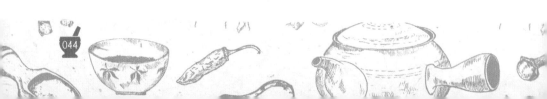

由于寒证的病因和病位的不同，又分为温里散寒、温经散寒、回阳救逆。在临证应用时，必须辨明确属寒证，勿为假象所惑以免误治。如伤寒化燥导致的口咽干、便闭、狂乱、衄血、便血等症，都不可以用温里法。在使用时，必须把握分寸、权衡缓急。

和法

和法又称和解法，是通过和解、调和，使表里、寒热、虚实的复杂证候，脏腑阴阳、气血的偏盛偏衰，归于平复的治疗方法。和法的内容非常丰富，应用也很广泛，习惯上将和解少阳、调和肝脾、调理胃肠视为和法的应用范围。

在临证应用时，首先应辨清其证偏表偏里。一般而论，寒邪外袭，在表为寒，在里为热，在半表半里则为寒热交界之所，故偏于表者则寒多，偏于里者则热多，用药时须与之相称。同时还须兼顾偏虚偏实。临证中亦不可滥用和法，必当辨识清楚，方可用之。

吐法

吐法是运用具有催吐作用的开方，引起病人呕吐，从而解除疾病的治疗方法。其法主要包括峻吐法、缓吐法、外探法三种。

峻吐法多用于体壮邪实，痰食留在胸膈、咽喉之间的病证；缓吐法多用于虚证，催吐痰涎；外探法是以鹅翎或手指探喉以催吐，或助吐势，用于开提肺气而通闭塞，或助催吐开方迅速达到止吐目的。

体虚、妊娠、产后者一般不宜用吐法。若必须催吐方能除病，可选用外探法、缓吐法，用时应谨慎。催吐后，应注意调理胃气。

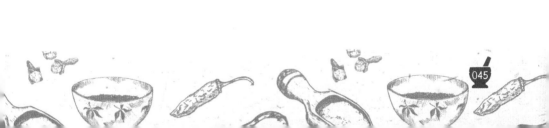

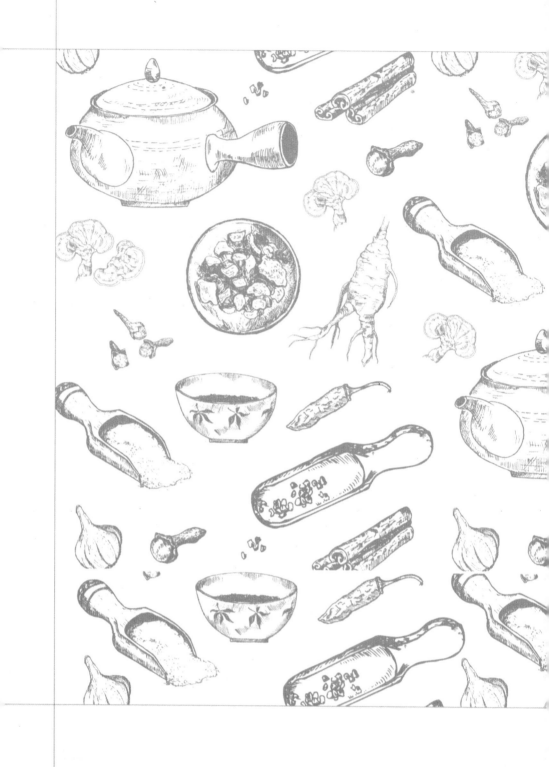

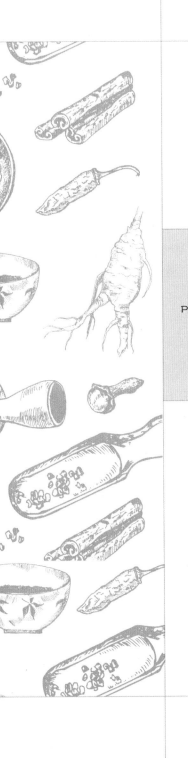

PART **2** 常见外感病
和气血津液病
辨证论治

01

感冒

感冒是触冒风邪或时行病毒，引起肺卫功能失调，出现鼻塞、流涕、喷嚏、头痛、恶寒、发热、全身不适等主要临床表现的一种外感疾病，又有伤风、冒风、伤寒、冒寒、重伤风等名称，西医称为上呼吸道感染。大多散发，冬、春季节多发，季节交替时多发。

感冒有普通感冒与时行感冒之分，中医主要将普通感冒分为风寒感冒、风热感冒、暑湿感冒及体虚感冒。时行感冒即西医的流行性感冒，也与普通感冒一样，分为风寒、风热及暑湿证型，在食疗上可互相参考，避免传染即可。

感冒的辨证重点

● **辨风寒感冒与风热感冒：**

感冒通常是由于风夹寒、夹热而发病，因此在临床上应首先分清风寒、风热两证。风寒感冒和风热感冒都有恶寒、发热、鼻塞、流涕、头身疼痛等症状，但风寒感冒恶寒重、发热轻，无汗，鼻流清涕，口不渴，舌苔薄白；风热感冒发热重、恶寒轻，有汗，鼻流浊涕，口渴，舌苔薄黄。

症状区别	风寒感冒	风热感冒
发汗	无汗	有汗
寒热症状	发热轻，畏寒	发热重，不畏寒
鼻涕	流清涕	流脓涕、黄涕
咽喉	咳清稀白痰	咳黄痰
舌苔	淡红，舌苔薄白	红赤，舌苔黄
身体症状	头痛、身体痛	头痛、咽痛

● 辨普通感冒与时行感冒：

①普通感冒：肺卫症状明显，初起鼻塞、流涕、喷嚏、恶寒、头痛等，继而发热、咳嗽、咽痛、肢节酸重不适等，发热不高或不发热，服解表药后多能汗出热退，病程较短、病情较轻，一般不会传变。

②时行感冒：肺系症状较轻而全身症状显著，起病急，高热，体温可达39~40℃，全身酸痛，待热退之后，鼻塞流涕、咽痛、干咳等肺系症状始为明显，传染性强。

感冒的辨证论治

（1）风寒感冒

症状：恶寒重，发热轻，无汗，头痛，肢节酸疼，鼻塞声重，时流清涕，喉痒，咳嗽，痰吐稀薄色白，舌苔薄白，脉浮或浮紧。

治法：辛温解表，宣肺散寒。

◦ **荆芥紫苏茶** ◦

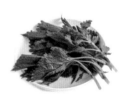

材料： 紫苏叶10克，荆芥10克，生姜2小片，薄荷3克，茶叶3克。

做法： 1.将以上药材放入保温壶中。

2.以沸水冲泡，加盖闷10分钟。

3.代茶频饮，一日饮尽。

功效： 紫苏子消痰平喘，荆芥辛温能发汗解表，二药配伍既能发汗解表以退热，又能宣肺降气。

葱白粳米粥

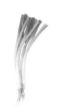

材料： 粳米60克，葱白2棵，豆豉10克，盐适量。

做法： 1.将连根葱白洗净、切段；粳米洗净。

2.粳米放入砂锅中，加入适量清水，大火煮沸后，改用小火熬至五成熟时，加入新鲜连根葱白、盐和豆豉，继续煮至粳米熟烂即可。

3.趁温热食用，每日2次。

功效： 葱白发表、通阳、解毒、发散风邪，粳米补气健脾、除烦渴、止泻痢。二者搭配可解表散寒、补中和胃。但要注意，葱白的药性易挥发，不能久煎、久煮，以免影响药效。

生姜葱白饮

材料： 生姜半块，葱白3根。

做法： 1.先将生姜洗净，切片，入锅，加适量水，煎煮 10 分钟。

2.然后加入切碎的葱白，再煮 2 分钟，去渣取汁即可。

3.每日 1 次，分顿趁热服用，7 天为 1 个疗程。

功效： 生姜具有发散、止呕、止咳等功效，葱白能发汗解表、通达阳气。两者共同作用，适用于风寒感冒患者。

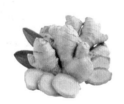

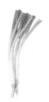

（2）风热感冒

症状：发热，微恶风寒，或有汗，鼻塞喷嚏、流稠涕，头痛，咽喉疼痛，咳嗽痰稠，舌苔薄黄，脉浮数。

治法：辛凉解表，宣肺清热。

○ 清热生津茶 ○

材料： 莲藕300克，雪梨1个，荸荠7颗，山药150克，冰糖适量。

做法： 1.将莲藕和山药去皮切小块；雪梨去核切块；荸荠去皮。

2.除雪梨和冰糖外的其他材料放入锅里，加适量清水，开火加热。

3.大火烧开后，转小火煮30分钟，再加入雪梨煮10分钟。

4.出锅后放入冰糖，待冰糖完全溶化即可。

功效： 梨子生津止渴，荸荠清热生津、化痰消积，藕健脾止泻，山药补脾养胃。适合风热感冒导致的咳嗽、头痛。

○ 感冒退热茶 ○

材料： 大青叶12克，板蓝根15克，连翘9克，重楼10克，绿茶3克。

做法： 1.上述材料捣成粗末。

2.放入保温杯中用沸水冲泡，盖紧杯盖后闷15～20分钟，以代茶饮。一日内饮尽。

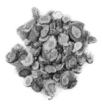

功效： 大青叶和板蓝根清热解毒、凉血止血，连翘治上焦诸热，重楼清热解毒、平喘止咳、熄风定惊。

葛根粥

材料： 粳米50克，葛根粉30克。

做法： 1.将粳米洗净，放入清水中浸泡一晚上。

2.将粳米和葛根粉一同放入砂锅中，加入适量清水，熬煮成粥即可。

3.每日1～2次，食用3～5日。

功效： 葛根升阳解肌、透疹止泻、除烦止温，粳米补气健脾、除烦渴、止泻痢，二者搭配能解肌、发表、出汗，缓解伤寒头痛，疗消渴、壮热。

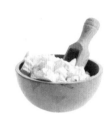

参麦薄荷汤

材料： 西洋参、桔梗各6克，麦冬、白薇各12克，薄荷、桑叶、菊花各9克，甘草3克。

做法： 1.将上药洗净，用水煎煮后去渣取汁。

2.每日服1剂，分3次服下。

功效： 该方具有益气养阴、疏风清热的功效，适合有发热恶风、头昏症状的感冒患者服用。

（3）暑湿感冒

症状： 发生于夏季，面垢身热汗出，但汗出不畅，身热不扬，身重倦怠，头昏重痛，或有鼻塞流涕，咳嗽痰黄，胸闷欲呕，小便短赤，舌苔黄腻，脉濡数。

治法： 清暑，祛湿，解表。

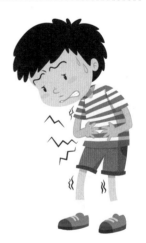

新加香薷饮

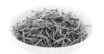

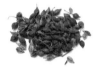

材料： 香薷6克，金银花、连翘各10克，扁豆、厚朴各6克。

做法： 1.上述材料洗净。

2.放入保温杯中用沸水冲泡，盖紧杯盖后闷15～20分钟，以代茶饮。一日内饮尽。

功效： 香薷发汗解表，金银花、连翘辛凉解表，厚朴、扁豆和中化湿。

苦瓜莲肉荷叶汤

材料： 猪瘦肉50克，苦瓜30克，鲜荷叶1张，盐适量。

做法： 1.苦瓜、鲜荷叶、猪瘦肉洗净，全部切片。

2.把苦瓜、鲜荷叶、猪瘦肉一同放入锅中，加入适量清水，大火煮沸后，改用小火炖至肉熟，加入盐调味即可。

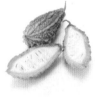

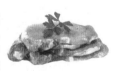

功效： 荷叶味苦、涩，性平，能清热解暑、升发清阳、凉血止血，主治暑热烦渴、暑湿泄泻、脾虚泄泻、眩晕等；苦瓜味苦、性寒，能缓解暑热。二者搭配煲汤能有效清暑热、爽神志。

乌梅清暑茶

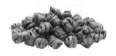

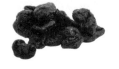

材料： 石斛10克，乌梅15克，莲心6克，竹叶卷心、西瓜翠衣各30克。

做法： 石斛加入砂锅内加水先煎，再加入余药共煎沸10分钟，去渣取汁，调入冰糖令溶化即可。代茶频饮。

功效： 石斛生津益胃、清热养阴，乌梅除热烦满、安心清热，二者与莲心、竹叶、西瓜翠衣搭配饮用，可祛暑、生津止渴、祛心热烦躁。

感冒治疗注意事项

日常注意：

手卫生：保持良好的手卫生习惯，经常洗手，尤其是在接触口鼻、食物或其他人之前。

勤通风：保持室内空气流通，有助于减少病毒滋生和传播。

避免传染他人：尽量避免与他人密切接触，特别是在感冒初期。

饮食宜忌：

宜吃温热食物，如温热的汤、粥等食物，有助于缓解喉咙不适。

宜吃宣肺散热、祛湿解表、清淡稀软的食物，宜食白米粥、玉米面粥、米汤、杏仁粥、烂面、新鲜的蔬菜和水果等。

忌食油腻、黏滞、酸腥、滋补的食物，如糯米饭、油炸品、甜食、海鱼等，以防外邪不易驱出。

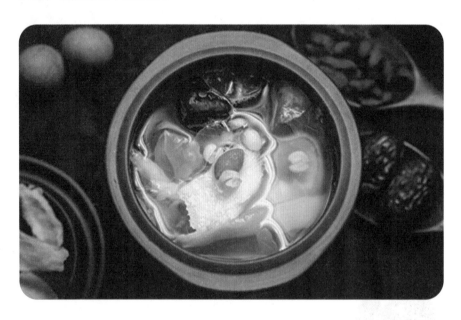

外感发热

　　外感发热是指感受六淫之邪或温热疫毒之气，导致营卫失和、脏腑阴阳失调，出现病理性体温升高，伴有恶寒、面赤、烦躁、脉数等为主要临床表现的一类外感病证。古代常名其为"发热""寒热""壮热"等。

　　外感发热成因复杂，不同的病变和临床表现是由感邪的性质和病邪作用的脏腑部位所决定的。一般分为卫表证、肺热证、胃热证、腑实证、胆热证、脾胃湿热证、大肠湿热证、膀胱湿热证八种。

外感发热的辨证重点

● **发热恶寒：**

　　指发热与恶寒同时存在，体温多在39℃以上，一般是卫表证发热。

● **壮热：**

　　指热势强，体温在39~40℃，甚至更高，一日之内高热不退，持续时间达数天或更长，多半是肺热证、胃热证发热，或者是暑湿感冒导致的发热。

● **寒热往来：**

　　恶寒与发热交替出现，寒时不热，热时不寒，一日数次发作。表示病位在肝胆，可能是腑实证、胆热证发热。

● **潮热：**

　　指热势盛衰起伏有时，如潮汛一般。发热较高，且退热不定，反反复复，多见于腑实证、膀胱湿热证发热等。

外感发热的辨证论治

（1）卫表证发热

症状：发热恶寒，鼻塞流涕，头身疼痛，咳嗽，或恶寒甚而无汗，或口干咽痛，或身重脘闷，舌苔薄白或薄黄，脉浮。

治法：解表退热。

◦ 桑菊杏仁茶 ◦

材料： 菊花10克（疏散风热、缓解上火等，宜选黄菊花；若为清肝明目之用，如缓解视物模糊等，则宜用白菊花），桑叶6克，杏仁25克，冰糖少许。

做法： 1.砂锅中注入适量清水烧热，倒入菊花、桑叶、杏仁。

2.盖上盖子，烧开后再用小火煮约2分钟，放入少许冰糖，搅拌均匀至冰糖溶化即可。

功效： 桑叶、菊花能疏散肌表风热，苦杏仁祛痰止咳、疏风清热。

（2）肺热证发热

症状：壮热，胸痛，咳嗽喘促，痰黄稠或痰中带血，口干，舌红苔黄，脉数。

治法：清热解毒，宣肺化痰。

◦ 沙参玉竹麦冬汤 ◦

材料： 鸭肉500克，沙参15克，玉竹10克，麦冬15克，百合10克，枸杞10粒，生地10克，蜜枣2颗，盐适量。

做法： 1.将所有干货材料清洗干净。

2.鸭肉洗净，氽水2分钟，去血水去沫，捞出洗净后待用。

3.将除盐外的所有材料入锅，加入2.5升左右的冷水，大火煮开后转小火慢煲2小时，出锅前放盐调味即可。

功效： 沙参具有清热养阴、润肺止咳之功效，与玉竹、麦冬一起煲汤，对于肺热咳嗽等肺系病有很好的辅助调理作用。

（3）胃热证发热

症状： 壮热，口渴引饮，面赤心烦，口苦口臭，舌红苔黄，脉洪大有力。

治法： 清胃解热。

⊸ 竹荪干贝冬瓜汤 ⊸

材料： 排骨400克，竹荪5朵，冬瓜500克，干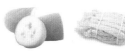
贝25克，姜4片，葱适量，盐适量。

做法： 1.锅内加水烧开，放入排骨和姜，用大火煮去排骨的血水，捞出备用。

2.剪掉竹荪的菌尾端及顶部的网状物，用温盐水浸泡约15分钟，洗净备用。

3.干贝清洗后用水浸泡一会儿；冬瓜洗净去内瓤，切成小块。

4.除竹荪和盐之外的其他材料放入锅内，加适量清水，大火烧开后转小火炖1.5小时。

5.放入竹荪继续炖煮20分钟，关火前加入盐调味即可。

功效： 此汤清淡甘甜，干贝、竹荪皆有健脾胃之功效，与冬瓜一起煲汤，能清热和胃。

（4）胆热证发热

症状： 寒热往来，胸胁苦满，或胁肋肩背疼痛，口苦咽干，或恶心呕吐，或身目发黄，舌红苔黄腻，脉弦数。

治法： 清热利胆。

⊸ 柴胡黄芩茶 ⊸

材料： 柴胡15克，黄芩8克，大黄4克。

做法： 1.砂锅中注入适量清水烧开，放入备好的药材，轻轻搅拌匀。

2.盖上盖，煮沸后用小火煮约20分钟，至其析出有效成分。

3.滤取茶汁，再装入茶杯中，趁热饮用即可。

功效： 本方以柴胡疏肝利胆，黄芩泻火解毒、通腑泄热，能调理肝脏功能，适用于腑热引起的发热、头痛目眩。

（5）腑实证发热

症状： 壮热，日晡热甚，腹胀满，大便秘结或热结旁流，烦躁谵语，舌苔焦燥有芒刺，脉沉实有力。

治法： 通腑泄热。

海椰皇猪骨汤

材料： 猪骨400克，海椰皇50克，无花果20克，茯苓10克，莲子10克，姜2片，盐适量。

做法： 1.海椰皇敲开壳，将椰肉对切；其他汤料稍作清洗。

2.猪骨洗净，放入凉水中，大火煮开后氽水2分钟，然后将水倒掉，冲洗干净。

3.除盐外的所有材料一起下瓦煲，加适量清水，大火滚沸后改小火煲1.5～2.0小时。

4.出锅前加入盐调味即可。

功效： 海椰皇味甘，具有润肺止咳、清燥热、养颜滋阴之功效，配合无花果、莲子、茯苓等材料合而为汤，可清热去火、滋阴润肺。

（6）大肠湿热证发热

症状： 发热，腹痛，泄泻或痢下赤白脓血，里急后重，肛门灼热，口干口苦，小便短赤，舌红苔黄腻，脉滑数。

治法： 清利湿热。

竹荪葛根海底椰汤

材料： 猪排骨500克，海底椰10克，竹荪25克，百合10克，山药15克，芡实15克，薏苡仁15克，葛根15克，姜2片，盐适量。

做法： 1.将海底椰、竹荪、百合、山药、芡实、薏苡仁、葛根用水浸泡30分钟。

2.猪骨洗干净后放沸水中汆水，去除油脂、杂质、血水，捞起沥水；姜拍裂。

3.将除竹荪和盐之外的所有材料入锅，加入2.5升冷水，大火煮开后转小火慢煲2小时，出锅前15分钟放入竹荪和盐即可。

功效： 本方以葛根解肌清热、升清止泻，竹荪润肺止咳，海底椰除燥清热，尤其适合大肠湿热证诱发的外感发热头痛者饮用。

（7）脾胃湿热证发热

症状：身热不扬，汗出热不解，胸腹胀满，纳呆呕恶，口渴不欲饮，舌苔白腻或黄腻，脉濡数。

治法：清热利湿，运脾和胃。

◇ **猪骨淮山祛湿健脾汤** ◇

材料： 猪扇骨500克，淮山15克，薏苡仁30克，土茯苓30克，白扁豆30克，赤小豆30克，蜜枣2颗，陈皮1块。

做法： 1.淮山、薏苡仁、白扁豆和赤小豆洗净，用水浸泡30分钟；陈皮刮掉白色内瓤。

2.猪扇骨洗干净斩块，放进沸水中汆水，去除杂质和血水，捞起沥水。

3.将除盐外的所有材料入锅，加入2升左右的冷水，大火煮开后转小火慢煲1.5小时。

4.出锅前10分钟放入盐调味即可。

功效： 淮山、薏苡仁、土茯苓都有祛湿的功效，此汤健脾祛湿，适用于湿邪困脾导致的发热。

 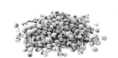 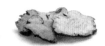

（8）膀胱湿热证发热

症状： 寒热起伏，午后热甚，尿频、尿急、尿痛，小便灼热黄赤，或腰腹作痛，舌红苔黄，脉滑数。

治法： 清利膀胱湿热。

◦ 车前草煲猪小肚汤 ◦

材料： 猪小肚1个，赤小豆60克，车前草适量，面粉适量，姜1片，料酒少许，盐适量。

做法： 1.把猪小肚剖开，用面粉、盐搓洗，然后用清水冲洗干净。

2.猪小肚用开水汆一下，加入姜和料酒除去异味，汆好后切小块备用。

3.赤小豆清洗干净，用水浸泡1小时；车前草洗干净。

4.将除盐外的所有材料放入沙煲内，大火煮开后，小火慢炖1.5小时。

5.出锅前调入适量盐即可。

功效： 车前草具有清热利尿、凉血解毒之功效，用本品煲汤，对于膀胱湿热引起的小便短赤不利有很好的辅助调理作用。

外感发热治疗注意事项

饮食宜忌

宜食具有清热解毒功效的食物，如西瓜、柚子、苦瓜等，可帮助缓解发热症状。

忌吃辛辣刺激、油腻，如辣椒、生姜、大蒜等，可能加重发热症状。

忌暴饮暴食，不要过度进食或过度饮水，以免影响身体消化和排泄功能。

内伤发热是指以内伤为病因，脏腑功能失调、气血水湿郁遏或气血阴阳亏虚为基本病机，以发热为主要临床表现的病证。一般起病较缓，病程较长。临床上多表现为低热，多伴有内伤久病的虚证证候，如形体消瘦、面色少华等。

内伤发热主要分为气郁发热、血瘀发热、气虚发热、湿郁发热、血虚发热、阴虚发热和阳虚发热七种。本病病机比较复杂，可由一种或多种病因同时引起发热，如气郁血瘀、气阴两虚、气血两虚等。

内伤发热的辨证重点

● ①发热情况：内伤发热起病缓慢，病程较长，多为低热，高热较少，病程长达数周、数月以至数年。
②不恶寒，稍微怯冷，常兼见头晕、神疲、自汗、盗汗、脉弱等症状。
③一般有气血阴阳亏虚的病史，或有反复发热的病史。

内伤发热的辨证论治

（1）气郁发热

症状：发热多为低热或潮热，热势常随情绪波动而起伏，精神抑郁，胁肋胀满，烦躁易怒，口干而苦，纳食减少，舌红，苔黄，脉弦数。
治法：疏肝理气，解郁泻热。

◦ 玫瑰花粥 ◦

材料： 粳米100克，玫瑰花20克，樱桃10克，白糖适量。

做法： 1.玫瑰花用清水漂洗干净；粳米淘洗干净，用清水
浸泡半小时，捞出，沥干水分；樱桃洗净。

2.锅中加入适量清水，放入粳米后先用大火煮沸，
再改用小火熬煮成粥，放入玫瑰花、樱桃和白糖，
再煮5分钟即可。

功效： 本方用玫瑰花理气解郁，樱桃补血益肾，能疏肝理
气、活血消斑。

（2）气虚发热

症状： 发热，热势或低或高，常在劳累后发作或加剧，倦怠乏力，气短懒
言，自汗，易于感冒，食少便溏，舌质淡，苔白薄，脉细弱。

治法： 益气健脾，甘温除热。

◦ 鲍鱼仔花菇黄芪汤 ◦

材料： 鸡肉500克，鲍鱼仔3个，花菇3朵，黄芪10克，沙参10克，玉竹10
克，枸杞适量，无花果5颗，蜜枣2颗，姜3片，盐适量。

做法： 1.鲍鱼仔洗净，用水浸泡5小时。

2.蜜枣、枸杞洗干净即可；其他材料泡20分钟后洗净。

3.鸡肉洗干净后汆2分钟，去血水去沫，捞出洗净后待用。

4.将除瘦肉、盐外的所有材料一起放入锅内，加适量清水，大火煮
滚后放入瘦肉，转小火煲2小时。出锅前调入适量盐即可。

功效： 鲍鱼仔滋补肝肾，花菇益味助食，沙参润肺益胃，玉竹滋阴润燥，
无花果清肺润肠，枸杞滋补肝肾，蜜枣补中益气，黄芪补气固表。
此汤益气升陷，又能甘温除热，适合体弱气虚者饮用。

（3）湿郁发热

症状：低热，午后热甚，胸闷脘痞，全身重着，不思饮食，渴不欲饮，呕恶，大便稀薄或黏滞不爽，舌苔白腻或黄腻，脉濡数。

治法：利湿清热。

冬瓜薏苡仁猪骨汤

材料： 猪骨500克，冬瓜500克，薏苡仁70克，生姜2片，盐适量。

做法： 1.薏苡仁提前用水浸泡40分钟；冬瓜洗净切块。

2.猪骨用滚水煮一下，洗净浮沫，捞起备用。

3.锅里放适量水，放入煮好的猪骨、薏苡仁、生姜和冬瓜，大火烧开后，小火煲1小时。

4.关火前调入盐即可。

功效： 此汤清淡宜人，能清利湿热、宣畅气机，具有清热解毒之功效，适用于湿郁导致的发热、水肿。

（4）血瘀发热

症状：午后或夜晚发热，或自觉身体某些部位发热，口燥咽干，但不多饮，肢体或躯干有固定痛处或肿块，面色萎黄或晦暗，舌质青紫或有瘀点、瘀斑，脉弦或涩。

治法：活血化瘀。

银杏叶川芎红花茶

材料： 川芎10克，银杏叶5克，红花4克。

做法： 1.砂锅中注入清水烧开，放入备好的药材，搅散。

2.盖上盖子，煮沸后再用小火煮约5分钟，至其析出有效成分。

3.揭盖，搅拌片刻，关火后盛出煮好的药茶。

4.将药茶装入杯中，趁热饮用即可。

功效： 本方以川芎养血活血，银杏叶敛肺平喘、活血祛瘀，红花活血通经、清热消炎，有较好的活血理气功效。

（5）血虚发热

症状：发热，热势多为低热，头晕眼花，身倦乏力，心悸不宁，面白少华，唇甲色淡，舌质淡，脉细弱。

治法：益气养血。

○ 当归党参乌鸡汤 ○

材料：乌鸡半只，当归、党参、黄芪、莲子各10克，百合5克，薏苡仁25克，大枣5颗，枸杞少许，姜2片，盐适量。

做法：1.把乌鸡斩块，放入凉水中，大火煮开后余水2分钟，然后将乌鸡捞起冲洗干净。

2.将其他材料用清水浸泡片刻，洗净备用。

3.把除枸杞和盐外的其他材料放入锅中，加适量清水，大火煮开后转小火慢炖2小时。

4.关火出锅前5分钟加入枸杞和适量盐即可。

功效：本方补益心脾、益气生血，方中以黄芪、党参益气健脾，当归、大枣补血养血，莲子、百合养心安神，薏苡仁健脾理气，使全方补而不滞。

（6）阴虚发热

症状：午后潮热，或夜间发热，不欲近衣，手足心热，烦躁，少寐多梦，盗汗，口干咽燥，舌质红，或有裂纹，苔少甚至无苔，脉细数。

治法：滋阴清热。

○ 麦冬地黄茶 ○

材料：麦冬、生地黄、玄参各20克，银柴胡5克。

做法：1.将上述药材共研为粗末，备用。

2.将粗末置入保温壶内，用沸水冲泡，加盖闷20分钟，代茶饮用，每日1剂。

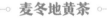

功效：本方以玄参、生地黄滋养阴精，麦冬益气养阴，银柴胡清退虚热，适合阴虚导致的潮热。

（7）阳虚发热

症状：发热而欲近衣，形寒怯冷，四肢不温，少气懒言，头晕嗜卧，腰膝
　　　酸软，纳少便溏，面色苍白，舌质淡胖，或有齿痕，苔白润，脉沉
　　　细无力。

治法：温补阳气，引火归元。

──────────── ◦ 山茱萸益智仁茶 ◦ ────────────

材料： 山茱萸10克，五味子7克，益智仁8克。

做法： 1.砂锅注水，倒入山茱萸、五味子、益智仁，将药
材搅拌均匀。

2.加盖，用大火煮开后转小火续煮30分钟即可。

功效： 山茱萸补益肝肾、强健筋骨，五味子补肾润肺，益
智仁可温脾暖肾，本方有助阳益肾之功效。

内伤发热治疗注意事项

饮食宜忌

宜食具有滋阴、补气功效的食物，如枸杞、山药、龙眼肉等，可以帮
助缓解内伤发热症状。

宜食清淡、易消化的食物，如米粥、面条、蔬菜、水果等，以免给胃
肠系统增加负担。

忌吃辛辣刺激，如辣椒、生姜、大蒜等，可能刺激胃肠道和导致口渴
症状。

忌吃油腻食物，以免影响身体消化和排泄功能。

忌饮酒和咖啡因饮料，以免加重症状。

04

糖尿病

糖尿病即消渴，是由于先天禀赋不足，后天情志失调、饮食不节等所导致的以阴虚燥热为基本病机，以多尿、多饮、多食、乏力、消瘦或尿有甜味为典型临床表现的一种疾病。《黄帝内经》认为五脏虚弱、过食肥甘、情志失调是引起消渴的原因，而内热是其主要病机。

糖尿病分为上消、中消和下消。《医学心悟》内提到："治上消者，宜润其肺，兼清其胃""治中消者，宜清其胃，兼滋其肾""治下消者，宜滋其肾，兼补其肺"。消渴病变的脏腑主要在肺、胃、肾，但三消症状各有偏重，上消主要润肺、清胃，中消重点清胃、滋肾，下消注重滋肾、补肺。清楚辨别消渴类型，才能更好地辅助治疗。

糖尿病的辨证重点

● **辨三消：**

消渴的三多症状往往同时存在，但根据其表现程度的轻重不同，而有上、中、下三消之分，及肺燥、胃热、肾虚之别。

①以肺燥为主，多饮症状较突出者，称为上消，以烦渴多饮、口干舌燥、尿频量多、舌赤苔黄为主证。

②以胃热为主，多食症状较为突出者，称为中消，以消谷善饥、形体消瘦、大便干燥，舌红、苔黄，脉弦数或滑数为主证。

③以肾虚为主，多尿症状较为突出者，称为下消，以尿频量多、浑浊如脂膏，或尿甜，口干唇燥，舌红脉细为主证。

● **辨阴虚燥热：**

本病以阴虚为主，燥热为标，因病程长短及病情轻重的不同，阴虚和燥热之表现各有侧重。

①阴虚为主：一般初病多以燥热为主，病程较长者则阴虚与燥热互见，日久则以阴虚为主，呈现腰膝酸软，头晕耳鸣，多梦遗精，皮肤干燥，全身瘙痒，肢体麻木疼痛，尿浑浊如脂、味甜，舌赤，脉细数等。

②阴阳俱虚：日久以阴虚为主，进而亦可由阴损阳，导致阴阳俱虚，呈现手足心热，咽干舌燥，面色㿠白，腰膝酸软乏力，四肢不温，畏寒喜暖，甚则阳痿、闭经等。

糖尿病的辨证论治

（1）上消——肺热津伤型

症状：烦渴多饮，口干舌燥，尿频量多，舌边尖红，苔薄黄，脉洪数。

治法：清热润肺，生津止渴。

———————◦ **玉泉茶** ◦———————

材料： 天花粉、葛根各45克，麦冬、人参、茯苓、乌梅、甘草各30克，生黄芪、炙黄芪各15克。

做法： 1.按上药各以5倍量共研为粗末，和匀，备用。

2.每取30～60克以纱布包裹，加清水适量，煎沸15分钟，取汤代茶饮用。每日1剂。

功效： 方中重用天花粉以生津清热，佐葛根、麦冬、乌梅加强生津止渴，人参益气生津，茯苓益脾和胃，以达到生津止渴、益气养阴的效用。

（2）中消——胃热炽盛型

症状：多食易饥，口渴，尿多，形体消瘦，大便干燥，苔黄，脉滑实有力。

治法：清胃泻火，养阴增液。

◦ 山药木耳鸡汤 ◦

材料： 鸡腿肉200克，木耳50克，山药200克，生姜、葱、料酒、盐、白醋各适量。

做法： 1.山药去皮洗净，切片，放入清水中，加适量白醋浸泡；鸡腿肉洗净切块，放入沸水中焯一下，再用冷水冷却；生姜洗净切片；葱洗净切末。

2.锅中加入适量清水，放入鸡腿肉、生姜和料酒。大火煮沸后转中火煮20分钟，倒入山药和木耳后转中火煮25分钟，加入盐和葱末调味即可。

功效： 本方以山药补脾养胃、生津益肺、补肾涩精，木耳补气血、润肺，有补脾益胃、降低血糖的功效。

（3）下消——肾阴亏虚型

症状：尿频量多，浑浊如脂膏，或尿甜，腰膝酸软，乏力，头晕耳鸣，口干唇燥，皮肤干燥、瘙痒，舌红苔，脉细数。

治法：滋阴补肾，润燥止渴。

◦ 枸杞子炖兔肉 ◦

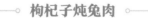

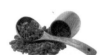

材料： 兔肉250克，枸杞子15克，生姜、葱、料酒、盐各适量。

做法： 1.兔肉洗净，切成大块；枸杞子洗净；生姜洗净切丝；葱洗净切丝。

2.锅中放入适量清水煮沸，放入兔肉、枸杞子、葱和生姜，大火煮沸后改用小火煮90分钟，加入料酒和盐，再煮15分钟即可。

功效： 方中以枸杞子滋肾、润肺，兔肉补中益气，有补益肝肾、填精补血之功效。

（4）阴阳两虚型

症状：小便频数，浑浊如膏，面容憔悴，耳轮干枯，腰膝酸软，四肢欠
温，畏寒肢冷，阳痿或月经不调，舌苔淡白而干，脉沉细无力。

治法：温阳滋阴，补肾固摄。

五味巴戟粥

材料：粳米50克，五味子、巴戟天各30克。

做法：1.将五味子、巴戟天放入砂锅中，加入2000毫升
清水，煎取约1000毫升药汁。

2.粳米洗净，放入砂锅中，倒入药汁，熬煮成粥
即可。

功效：巴戟天补肾阳、壮筋骨、祛风湿，五味子敛肺滋
肾、生津收汗，本方能滋阴壮阳、固精缩尿，适用
于阴阳两虚型糖尿病。

糖尿病治疗注意事项

注意并发症

消渴容易引发多种并发症，应在治疗本病的同时，积极治疗并发症。

肝肾精血不足：诱发白内障、雀盲、耳聋，不能上承耳目所致，宜滋
补肝肾、益精补血，可用杞菊地黄丸或明目地黄丸。

燥热内结：并发疮毒痈疽，则治宜清热解毒、消散痈肿，用五味消毒
饮，治疗上要重视托毒生肌。

节制饮食

饮食疗法能辅助轻症患者更好恢复，可选食白菜、山药、冬瓜、豆
类、鸡蛋、瘦肉等。平时可常用山药煮熟代食，以滋阴、生津、止渴。忌
食辛辣腥味、肥腻甜黏、发物及烟酒。

保持情绪平静愉快，避免大喜大悲、情绪波动过大，避免七情内伤。

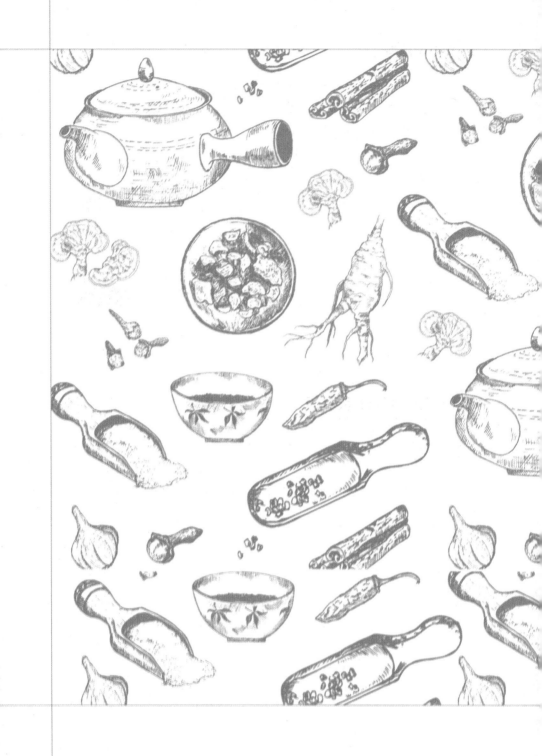

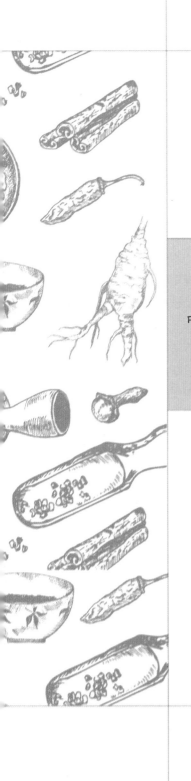

PART **3** 呼吸系统疾病
辨证论治

01

咳嗽

咳嗽是指外感或内伤等因素，导致肺失宣肃，肺气上逆，冲击气道，发出咳声或伴咯痰为临床特征的一种病证。历代将有声无痰称为咳、有痰无声称为嗽、有痰有声谓之咳嗽，但在临床上多为痰声并见，很难截然分开，因此一并称作咳嗽。

咳嗽主要分外感咳嗽与内伤咳嗽：外感咳嗽是由于外感六淫之邪；内伤咳嗽则是因为饮食、情志等内伤因素，导致脏腑功能失调。

外感咳嗽分风寒、风热和风燥三种；内感咳嗽由于病因不同，又分肺热咳嗽、痰湿犯肺咳嗽、肝火犯肺咳嗽、肺阴虚咳嗽和肺气虚咳嗽五种。

外感咳嗽和内感咳嗽的治疗方法截然不同。外感咳嗽一般以祛邪利肺为治疗原则，通过祛风寒、散风热、除风燥以宣降肺气，不宜敛肺止咳；内伤咳嗽一般以祛邪扶正为治疗原则，用祛痰、清火、清肝、健脾、补肺、益肾等治法使肺能主气，不宜宣散伤正。

咳嗽的辨证重点

● **辨外感咳嗽和内伤咳嗽：**

外感咳嗽多为新病，起病急，病程短，常伴肺卫表证；内伤咳嗽多为久病，常反复发作，病程长，多伴其他脏腑病变症状。

● **辨咳嗽的声音：**

①咳嗽频急，声音重浊，多为外感风寒或湿痰咳嗽。

②咳嗽频，声音清亮，多为外感风热或痰火咳嗽。

③咳嗽时作，声音清脆短促，多为外感风燥或燥热咳嗽。

- **辨咳嗽的时间：**

①痰湿犯肺咳嗽：早晨咳嗽，阵阵加剧，或食生冷后咳嗽加重。

②肺阴虚咳嗽：午后或黄昏咳嗽，声音短促。

③风寒咳嗽：夜间睡卧咳嗽加重，声音喘促少气。

- **辨痰：**

①痰色白，痰质清稀，属风寒或湿；痰色黄，痰质黏稠，属风热或燥。

②痰清稀多泡沫，属湿或脾、肾虚；痰中带血，属燥热或阴虚；痰粉红色如泡沫样，少气喘息，属心肺俱虚。

咳嗽的辨证论治

（1）外感咳嗽

风寒咳嗽——风寒袭肺

症状：咳嗽声重，气急，咽痒，咳痰清稀色白，常伴鼻塞、流清涕、头痛、恶寒重、发热轻，无汗等表证，舌质淡，苔薄白，脉浮或浮紧。

治法：疏风散寒，宣肺止咳。

◇ **生姜葱白大米粥** ◇

材料： 粳米50克，生姜10克，葱白10克。

做法： 1.生姜洗净切末；葱白洗净切末；粳米洗净。

2.粳米放入锅中，加入适量清水煮粥，煮至粥熟后加入生姜和葱白，再煮沸2次即可。

功效： 辛温散寒、化痰止咳，用于风寒咳嗽。

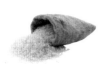 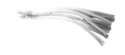

风热咳嗽——风热犯肺

症状：咳嗽频剧，咽喉红肿疼痛，咯痰不爽、痰黏或黄，鼻塞黄涕，发热重、微恶风，头涨痛，口渴，有汗，舌红苔薄黄，脉浮数或浮滑。

治法：疏风清热，宣肺止咳。

鲜薄荷鲫鱼汤

材料： 鲫鱼300克，鲜薄荷20克，葱白1根，生姜、香油、盐各适量。

做法： 1.鲫鱼去杂、洗净；生姜洗净切片；葱白洗净切段；鲜薄荷洗净。

2.鲫鱼放入锅中，加入适量清水煮沸，放入葱白、生姜和鲜薄荷，煮至鲫鱼熟后，放入香油、盐即可。

功效： 疏风散热、清热止咳、健脾和胃，对风热咳嗽有很好的辅助疗效。

风燥咳嗽——风燥伤肺

症状：咳嗽，连声作呛，无痰或痰少而黏连成丝，不易咯出，或痰中带有血丝，喉痒，咽干，唇、鼻干燥，口干，初起或伴有鼻塞、头痛、微寒、身热等表证，舌红少津，苔薄白或薄黄，脉浮数或细稍数。

治法：疏风清热，润燥止咳。

雪梨银耳瘦肉汤

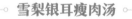

材料： 雪梨500克，银耳20克，猪瘦肉500克，大枣11颗，盐5克。

做法： 1.雪梨去皮洗净，切成块状；猪瘦肉洗净，入开水中氽烫后捞出。

2.银耳浸泡，去除根蒂部，撕成小朵，洗净；大枣洗净。

3.将1600毫升清水放入砂锅内，煮沸后加入全部原料，大火煲开后改用小火煲2小时，加盐调味即可。

功效： 雪梨清热，银耳清肺润肺，两者配伍有生津润燥、清热化痰的功效。

（2）内伤咳嗽

肺热咳嗽

症状：反复咳嗽，咳嗽气息急促，痰多稠黏或为黄痰，咳吐不爽，或痰有
热腥味，或咳吐血痰，胸胁胀满，或咳引胸痛、面赤，或有身热，
口干欲饮，舌苔薄黄腻，舌质红，脉滑数。

治法：清热肃肺，化痰止咳。

芦根竹沥粥

材料： 芦根60克，粳米50克，竹沥30克，冰糖15克。

做法： 1.芦根、粳米、竹沥洗净。

2.芦根水煎，滤汁去渣，加粳米和适量水，共煮
为稀粥。

3.加入竹沥、冰糖，至冰糖溶化即可。

功效： 芦根清热生津、除烦止呕，竹沥清热滑痰，二者
配伍能清热化痰、缓解肺热咳嗽。

痰湿犯肺咳嗽

症状：咳嗽反复发作，尤以晨起咳甚，咳声重浊，痰多黏腻或色白、易咳
出，胸闷气憋，痰出则咳缓、憋闷减轻，常伴体倦、脘痞、腹胀，
大便时溏，舌苔白腻，脉濡滑。

治法：燥湿化痰，理气止咳。

橘皮饮

材料： 橘皮、杏仁、老丝瓜各10克，白糖少许。

做法： 1.将老丝瓜、橘皮洗净，杏仁去皮，一同入锅，加
水适量。

2.大火烧沸后，转小火煮20~30分钟，稍凉去渣，
加入白糖拌匀即成。

功效： 橘皮理气健脾、燥湿化痰，杏仁祛痰止咳、平喘润
肠，二者配伍能燥湿化痰，适合痰湿犯肺者。

症状：咳喘无力，气不足以息，痰液清稀，面色淡白或苍白，神疲体倦，
　　　声音低怯，自汗、畏风，易于感冒，舌淡苔白，脉弱无力。

治法：补气固表。

◦ 党参紫苏茶 ◦

材料： 党参5克，陈皮3克，紫苏8克。

做法： 1.砂锅中注入适量清水烧开，放入备好的紫苏、陈
　　　皮、党参，搅拌均匀。

　　　2.盖上盖，用小火煮约15分钟即可，代茶饮。

功效： 紫苏具有发散风寒、解郁止呕、益气解表、行气和
胃等功效，党参具有补中益气、健脾益肺的功效，
陈皮辛散通温、长于理气，适合肺气虚、肺气不宣
者饮用。

症状：干咳，咳声短促，痰少黏白，或痰中带血丝，或声音逐渐嘶哑，口
　　　干咽燥，常伴有午后潮热、手足心热、夜寐盗汗、口干，舌质红少
　　　苔，或舌上少津，脉细数。

治法：滋阴润肺，化痰止咳。

◦ 五汁饮 ◦

材料： 梨汁30毫升，荸荠汁20毫升，鲜芦根汁20毫升，
麦门冬汁10毫升，藕汁25毫升。

做法： 1.将5种液汁一同放入锅内，加水适量。

　　　2.先用大火烧沸，再用小火煮30分钟即可。

功效： 生津止渴、润肺止咳、清热解暑、清热养阴，适合
肺阴虚干咳者饮用。

症状: 上气咳逆阵作，咳时面赤，常感痰滞咽喉，咯之难出，量少质黏，或痰如絮状，咳引胸胁胀痛、咽干口苦。症状可随情绪波动而增减。舌红或舌边尖红，舌苔薄黄少津，脉弦数。

治法: 清肝泻火，化痰止咳。

淡菜淮山芡实莲子汤

材料: 猪骨500克，淡菜干50克，莲子15克，蜜枣2颗，百合10克，芡实20克，淮山20克，姜2片，盐适量。

做法: 1.将淡菜干用热水烫2小时，直至发松回软；莲子、蜜枣、百合、芡实、淮山分别浸泡片刻并清洗干净；将猪骨汆水洗净。

2.将除盐外的所有材料放入汤锅中，并加入适量清水。

3.用大火把汤烧开，然后转小火慢炖1.5小时左右，关火前加入适量盐调味即可。

功效: 莲子、百合润肺止咳、清心安神，淮山补脾养胃、生津益肺，几者配伍能清肝火、健脾胃，适合肝火咳嗽者食用。

咳嗽治疗注意事项

饮食宜忌

宜食富含蛋白质、维生素C及具有润肺止咳、健脾理气作用的食物，如瘦肉、鸡蛋、牛奶、豆制品、大枣、西红柿、菠菜、大白菜、橘子、枇杷、蜂蜜、核桃等，可以增强机体免疫功能。

忌食肥甘、厚味、油腻、辛辣的食物，如辣椒、芥末、胡椒及烈性酒等，以免损伤脾胃、产生内热而加重病情。

哮喘是由于宿痰伏肺，遇诱因或感邪引触，以致痰阻气道，肺失肃降，痰气搏击引起发作性痰鸣气喘疾患。其以喉中哮鸣有声、呼吸气促困难，甚至喘息不能平卧为主要表现。

哮喘呈发作性，发作突然，缓解迅速，一般以傍晚、夜间或清晨为最常见，多在气候变化，由热转寒，以及深秋、冬春寒冷季节发病率高。发作时病人突感胸闷窒息，咳嗽，迅即呼吸气促困难，呼气延长，伴有哮鸣，为减轻气喘，病人被迫坐位，双手前撑，张口抬肩，烦躁汗出，甚则面青肢冷。发作可持续数分钟、几小时或更长。

由于病因不同、体质差异，哮喘又有寒哮、热哮、肺实肾虚型之分。

哮喘的辨证重点

● **辨哮喘与普通咳嗽：**

哮喘以咳嗽、气喘、呼气延长为主症，多数不发热；普通喘嗽以发热、咳嗽、气急为主症，多数发热。

● **辨寒热哮喘：**

①寒喘：恶寒无汗，鼻流清涕，面色淡白，咳嗽气喘，吐白沫痰，喉间可闻哮鸣音。

②热喘：咳嗽哮喘，声高息涌，咯痰稠黄，故身热面赤，咽红口干。

哮喘的辨证论治

（1）寒性哮喘

症状： 咳嗽气喘，喉间有痰鸣音，痰多白沫，形寒肢冷，鼻流清涕，面色
淡白，恶寒无汗，舌淡红，苔白滑，脉浮滑。

治法： 温肺散寒，化痰定喘。

◦ 甘草桂枝茶 ◦

材料： 炙甘草10克，桂枝15克。

做法： 1.杯中放入备好的桂枝和炙甘草，注入
适量开水。

2.盖上盖子闷5分钟即可，代茶饮。

功效： 炙甘草益气健脾，桂枝发汗解肌、温
经通脉。此茶能调理风寒表证、胸痹
痰饮，缓解寒喘。

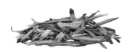
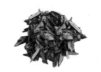

◦ 太子参炖柴鸡 ◦

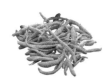

材料： 柴鸡250克，太子参8克，生姜、葱、料酒、盐各
适量。

做法： 1.柴鸡宰杀后去杂洗净，切块，放入沸水中汆一
下，捞出沥干；生姜洗净切片；葱洗净切段。

2.锅中加入适量清水，放入柴鸡、太子参、生姜、
葱和料酒，大火煮沸后，改用小火炖至柴鸡熟烂，
加入盐调味即可。

功效： 太子参补肺、健脾，柴鸡补中益气，二者配伍能滋
阴补虚、温中益气、生津平喘。

（2）热性哮喘

症状： 咳嗽哮喘，声高息涌，咯痰稠黄，喉间哮吼痰鸣，胸膈满闷，身热，面赤，口干咽红，尿黄便秘，舌质红，苔黄腻，脉滑数。

治法： 清肺化痰，止咳平喘。

─────── ◦ **竹茹芦根粥** ◦ ───────

材料： 粳米100克，竹茹200克，鲜芦根100克，生姜适量。

做法： 1.鲜芦根洗净，切成小段；生姜洗净切片；粳米洗净。

2.鲜芦根和竹茹一同放入锅中，加入适量清水煎汁，去渣取汁。

3.将粳米放入锅中，放入药汁后，加入适量清水煮粥，煮至粥快熟时，放入生姜，煮熟即可。

功效： 芦根和竹茹都能清热除烦、生津止呕，二者配伍能清热、化痰、平喘。

─────── ◦ **鱼腥草炒鸡蛋** ◦ ───────

材料： 鸡蛋4个，鲜鱼腥草150克，食用油、盐、味精、葱各适量。

做法： 1.鲜鱼腥草去杂、洗净，切成小段；鸡蛋磕入碗中，搅匀；葱洗净，切成葱花。

2.锅中加入适量食用油烧热，放入葱花煸香，加入鱼腥草翻炒几下，倒入鸡蛋，炒至成块。

3.加入适量清水和盐，炒至鸡蛋熟，加入味精调味即可。

功效： 清热解毒、滋阴润肺、止咳，用于热喘、肺虚咳嗽。

（3）肺实肾虚

症状：病程较长，哮喘持续不已，动则喘甚，面色欠华，小便清长，常伴
　　　咳嗽、喉中痰吼，舌淡，苔薄腻，脉细弱。

治法：泻肺补肾，标本兼治。

─────────● **苏子降气粥** ●─────────

材料：糯米100克，紫苏子20克，冰糖适量。

做法：1.紫苏子洗净；糯米洗净。

　　　　2.锅中加入适量清水，放入糯米和紫苏子，煮至粥
　　　　熟，放入冰糖，煮至溶化即可。

功效：降气平喘，止咳化痰。

─────────● **参核茶** ●─────────

材料：人参5克，党参15克，核桃仁4枚，红茶3克。

做法：1.上药共捣碎研末。

　　　　2.一同放入杯内用沸水冲泡，加盖闷15分钟，待温
　　　　代茶饮用。

功效：补脾益肺、利湿祛痰，适合肾虚型哮喘。

哮喘治疗注意事项

饮食宜忌

　　宜食用宣肺散寒、化痰平喘的食物，如白萝卜、油菜等。

　　宜食用营养丰富、易消化的流质食物或软食，多喝开水，可以控制
哮喘。

　　忌食刺激性及过甜的食物和冷饮，如大蒜、香菜、洋葱、芥菜、巧克
力等，以免诱发哮喘。

03
慢性咽炎

慢性咽炎指慢性感染所引起的咽部伴有干、痒、隐痛、异物感为主症的疾病。中医学中没有完全明确的名词指代慢性咽炎，多称为"慢喉痹""虚火喉痹"，《黄帝内经》的"嗌干"、《金匮要略》的"咽干"、《医宗金鉴·外科心法要诀》的"慢喉风"等证也与慢性咽炎的证候大致相同。

慢性咽炎泛指咽部干燥，失其润泽的证候，病机多为津液布散失常，或津液不能上承所致。因咽上与口鼻、下与肺胃相通连，故与肺、胃等脏腑有关。慢性咽炎由于病机不同，主要分为肺虚、肾虚和脾虚三种，治疗当以养阴润燥为本。

慢性咽炎的辨证重点

● **辨脾阳虚咽炎和脾阴虚咽炎：**

人身的营血、津液、脂膏之类的液体物质，都是由脾阴来灌溉的，脾胃有阴阳之分，《素问·阴阳类论》写道："喉咽干燥，病在土脾。"

	咽部烧灼感	痒感	异物感	吞咽情况	痰涎
脾阳虚咽炎	无	无	少有	顺利	多而稀
脾阴虚咽炎	有	有	有	不利	少而稠

● **辨肺虚型慢性咽炎和肾虚型慢性咽炎：**

①肺虚型慢性咽炎：多半是日常劳累过度，经年累月损伤肺气所致。这类病患容易感冒、咳嗽，也常发急性咽炎。

②肾虚型慢性咽炎：肾阴不足就无以制火，因此这类咽炎患者多咽干口干，夜晚尤其严重。

慢性咽炎的辨证论治

（1）肺虚型慢性咽炎——肺胃有热

症状：全身症状为神疲乏力，食欲不振，睡眠不佳，小便频频而量少；局部自觉症状为微干微痛，痰涎较多而易咯。舌质淡白无华而瘦，脉象细、小、软。

治法：清热滋阴。

―○ 地玉茶 ○―

材料：生地黄30克，玉竹30克，桂枝3克。

做法：1.将上药共研为粗末。

2.放入保温杯中，用沸水冲泡，加盖闷30分钟。

3.或煎汤取汁，代茶饮用。每日1剂。

功效：凉血清热，养阴利咽。

―○ 雪梨罗汉汤 ○―

材料：雪梨1个，罗汉果1个。

做法：1.雪梨去皮去核、洗净，切成碎块；罗汉果洗净。

2.雪梨和罗汉果一同放入锅中，加入适量清水，大火煮沸后，改用小火再煮30分钟即可。

功效：润喉消炎，清热滋阴，清肺热。

―○ 皮蛋拌豆腐 ○―

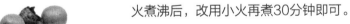

材料：皮蛋2个，豆腐200克，蒜末、葱花各少许，盐、鸡粉各2克，陈醋3毫升，生抽3毫升。

做法：1.洗好的豆腐切成小块，去皮的皮蛋切成瓣，摆入盘中，备用。

2.取一个碗，倒入蒜末、葱花，加入盐、鸡粉、生抽，再淋入陈醋，调匀，制成味汁。

3.将切好的豆腐放在皮蛋上，浇上调好的味汁，撒上葱花即可。

功效：皮蛋泻胃肠火，豆腐生津润燥、清热，对肺胃热型慢性咽炎有益。

（2）肾虚型慢性咽炎——肾阴不足

症状： 全身性症状大多眩晕头痛，急躁易怒，情绪不易稳定；局部干燥严重，频频求饮以缓解。有烧灼感觉的刺痛，阵发性作痒，痒后即干咳不止，愈咳愈难受。少痰，稠厚难咯。严重者进食不能流利，往往借汤水以下送。大便干结难解，常有便秘，舌少苔甚至无苔，质红，脉多细数或虚数。

治法： 滋阴降火，清利咽喉。

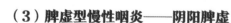

白萝卜青果饮

材料： 白萝卜250克，青果50克。

做法： 1.将白萝卜洗净，切块；青果洗净，打碎。

2.白萝卜和青果一同放入锅中，加入适量清水煎煮，煮透取汁即可。

功效： 清热利咽，生津解毒。

木瓜炖银耳羹

材料： 银耳半个，木瓜1个，冰糖适量。

做法： 1.银耳提前泡发，撕去底部根蒂，清洗干净后撕成小朵。

2.银耳放入炖煲，加入适量冷水，炖2小时。

3.木瓜去皮去籽切块，放进煲里，继续炖煮30分钟。

4.关火前放入冰糖，待溶化后即可食用。

功效： 木瓜能助消化、解热，银耳则能滋阴润肺、养胃生津，二者配伍有滋阴补肾、益气补血、清热生津的功效。

（3）脾虚型慢性咽炎——阴阳脾虚

脾阳虚

症状： 病程漫长，难以痊愈，大便溏薄或不成形，四肢沉重无力，胸前窒闷，入冬畏寒怕冷甚于旁人，咽头不适，口干燥而不思饮水，舌薄苔，亦有薄腻者，质嫩、胖、淡白，甚至舌边有齿印，脉软弱无力。

治法：补脾升阳。脾阳虚者可用补脾培土法，常用代表方有参苓白术散，除高血压者之外，还可加用升麻、葛根、柴胡等。

脾阴虚

症状：全身症状有心烦易怒，形体瘦弱，频频求饮，大便干结，舌少苔或无苔，甚至出现裂纹或剥脱，脉细数等。

治法：补脾滋阴、脾阴虚者，除了用参苓白术散之外，另可参用益胃汤、增液汤、沙参麦冬汤等，食用西洋参、石斛也对脾虚性咽炎有益。

─────── ● 人参茯苓茶 ● ───────

材料：炙甘草9克，人参、白术各15克，茯苓、大枣各10克，姜片适量，白糖20克。

做法：1.砂锅中注入适量清水烧开，加入炙甘草、人参、白术、茯苓、大枣、姜片。
2.盖上盖，烧开后用小火煮30分钟。
3.放入白糖，煮至溶化即可。

功效：此茶由经典名方四君子汤加一味大枣煎煮而成，具有益气健脾、补血的作用，可调理脾胃虚导致的病证。

慢性咽炎治疗注意事项

饮食宜忌

宜多食用清热利咽、富含维生素的食物及新鲜蔬果，如西瓜、猕猴桃、无花果、甘蔗、梨、荸荠、芹菜、梅、西红柿、胡萝卜等。

不宜食用辛辣刺激、油腻煎炸、腌制的食物，如葱、蒜、姜、花椒、辣椒、桂皮、炸鸡腿、炸鹌鹑等；忌烟、酒、咖啡等。

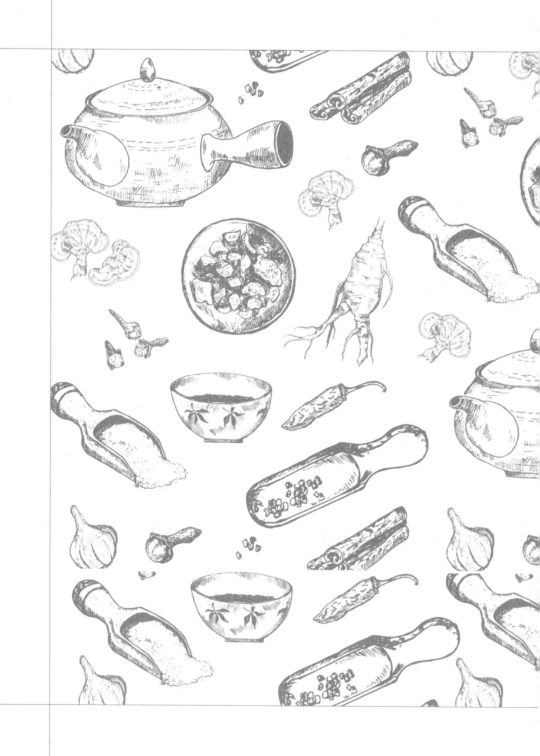

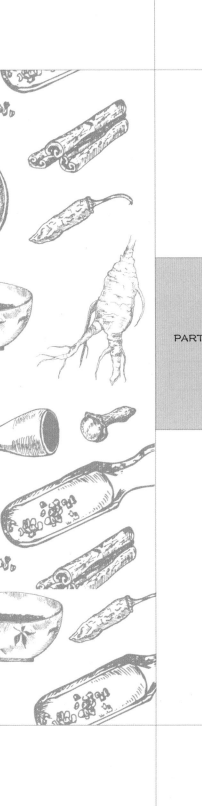

PART **4** 消化系统疾病
辨证论治

01
腹痛

腹痛是指以胃脘以下、耻骨毛际以上的部位发生疼痛为主要表现的一种脾胃肠病证。多种原因可导致脏腑气机不利，感受外邪、食滞所伤、气滞血瘀或气血亏虚、经脉失荣等均可导致腹痛。

古籍文献提到的"脐腹痛""小腹痛""少腹痛""环脐而痛""绕脐痛"等，均属本病范畴。腹痛为临床常见的病证，各地皆有，四季皆可发生。本病涉及范围广，应当注意与妇科、外科等有关病证加以区别。

中医将腹痛分为寒邪内阻、湿热积滞、饮食积滞、气机郁滞、瘀血阻滞和中虚脏寒六种证型。

腹痛的辨证重点

● **辨疼痛：**

暴痛多因寒邪、湿热、食滞、气滞，或因虫急而发者，特点是发病突然、疼痛剧烈；内伤型疼痛多因脏腑虚寒，发病缓慢，久病缠绵，特点是疼痛时间长、缠绵难愈。

● **辨部位：**

①大腹痛多属脾胃之病，多因食积、外邪所致。

②小腹痛多属肾、膀胱、大小肠病变，多由瘀血、痰结或沉寒下虚，或积热内郁，或房劳伤肾等因素而发。

③脐腹痛多属大小肠的病变，常因积热、痰火、虫积而发。

④少腹痛多为肝经病变，右侧多为肠痈，左侧多为泻痢。

腹痛的辨证论治

（1）寒邪内阻

症状：腹痛急暴，得温痛减，遇冷
更严重，口和不渴，小便清
利，大便溏薄，舌质淡，舌
苔白腻，脉象沉紧。

治法：温中散寒。

佛手姜糖饮

材料： 佛手10克，老姜20克，
红糖10克。

做法： 1.洗好去皮的老姜切片，
再切小片，备用。

2.砂锅中注入适量清水，
倒入备好的佛手、老姜
片，拌匀，盖上盖，煮开
后转小火煮20分钟至药
材析出有效成分。

3.揭盖，倒入红糖，煮至
溶化，关火后盛出煮好的
糖水即可。

功效： 佛手理气化痰、疏肝健
脾，生姜去冷散寒，二者
搭配能温中散寒，调畅气
机与散寒补虚兼备。

（2）湿热积滞

症状：腹痛拒按，胸闷不舒，大便秘
结，烦渴引饮，自汗，小便短
赤，舌苔黄腻，脉象濡数。

治法：泄热通腑。

马齿苋大米粥

材料： 大米50克，马齿苋100
克，盐、葱、食用油各
适量。

做法： 1.马齿苋去杂洗净，放
入沸水中焯一下，捞出
后，过冷水漂去黏液，
切碎；大米洗净；葱洗
净切末。

2.锅中放入适量食用油
烧热，放入葱末煸香
后，放入马齿苋和盐，
炒至入味后盛出。

3.大米放入锅中，加入适
量清水，煮至成粥，放入
炒好的马齿苋即可。

功效： 马齿苋能清热利湿、解
毒消肿。

（3）饮食积滞

症状：脘腹胀满疼痛，拒按，恶食，嗳腐吞酸，或痛而欲泻，泻后痛减，或大便秘结，舌苔腻，脉滑实。

治法：消食导滞。

山楂陈皮茶

材料：山楂干15克，陈皮9克，冰糖10克。

做法：1.砂锅中注入适量清水烧热，倒入备好的山楂干、陈皮，盖上盖，烧开后用小火煮约20分钟。

2.揭开盖，倒入冰糖，拌匀，煮至溶化。

3.关火后盛出煮好的药茶，滤入杯中即可。

功效：山楂干具有健脾开胃、消食化滞的作用，陈皮能健脾行气、促进消化，二者搭配适用于饮食积滞型腹痛。

（4）气机郁滞

症状：脘腹胀闷或痛，攻窜不定，痛引少腹，长舒气则胀痛可减，遇恼怒则加剧，苔薄，脉弦。

治法：疏肝理气。

山楂香附茶

材料：鲜山楂30克，香附、川芎各少许。

做法：1.洗净的山楂去除头尾，切取果肉，备用。

2.砂锅中注入适量清水烧开，倒入山楂、香附、川芎。

3.盖上盖，烧开后用小火煮约10分钟，至药材析出有效成分。

功效：山楂有消食活血的功效，香附能理气解郁，川芎能行气开郁，此茶能开胃醒脾，缓解胸胁胀痛、腹痛等不适。

（5）瘀血阻滞

症状：痛势较剧，痛处不移，舌质青紫，脉弦或涩。

治法：活血化瘀。

丹参红花陈皮饮

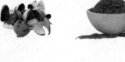

材料： 陈皮2克，红花5克，丹参5克。

做法： 1.砂锅中注入适量清水烧开。

2.倒入红花、丹参、陈皮，拌匀。

3.大火煮开后转小火煮10分钟，至药材析出有效成分。

功效： 丹参活血祛瘀、养血安神，红花活血通经，陈皮健脾理气，这款药茶能改善血液循环，消除身体中的瘀阻。

（6）中虚脏寒

症状：腹痛绵绵，时作时止，喜热恶冷，痛时喜按，饥饿劳累后更甚，得食或休息后稍减，大便溏薄，兼有神疲、气短、祛寒，舌淡苔白，脉象沉细。

治法：温中补虚，和里缓急。

当归煮鸡蛋

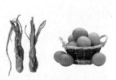

材料： 当归10克，鸡蛋1个，红糖适量。

做法： 1.当归稍微清洗一下，用水浸泡30分钟。

2.煮熟的鸡蛋去壳，在表面刺一些小孔。

3.将当归、红糖放入锅里，加3碗水，大火煮开后盛出即可。

功效： 当归活血调经，与鸡蛋一起煲汤，有补血活血、调经止痛、润肠通便之功效，适用于虚寒腹痛。

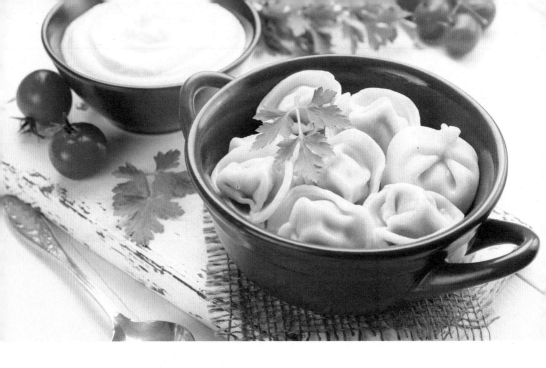

腹痛治疗注意事项

注意保暖，适当使用热水袋或毛巾等热敷，有助于缓解腹部肌肉紧张和疼痛。

宜吃清淡、易消化的食物，如米粥、面条、蔬菜、水果等，以免给胃肠系统增加负担。

宜吃调理脾胃的食物，如山楂、薏米、荸荠等，有助于促进消化和吸收。

宜吃含益生菌的食品，如酸奶、豆腐等，有助于维持肠道菌群平衡。

忌食油腻、辛辣食物，如炸鸡、火锅、辣椒、咖啡等，会刺激胃肠道，加重腹部不适感。

忌食与过敏原相关的食品，如海鲜、花生等。

腹泻被中医称为"泄泻"，是以大便次数增多，粪质稀薄，甚至泻出如水样为临床特征的一种脾胃肠病证。

泄与泻在病情上有一定区别：粪出少而势缓，若漏泄之状者为泄；粪大出而势直无阻，若倾泻之状者为泻。然近代多泄、泻并称，统称为泄泻，是一种常见的脾胃肠病证，一年四季均可发生，但以夏秋两季较为多见。

腹泻以时间的长短分为暴泻和久泻：暴泻通过病因病机分为寒湿泄泻、湿热泄泻、伤食泄泻三类；久泄通过病因病机分为肝郁泄泻、脾虚泄泻和肾虚泄泻。

腹泻的辨证重点

● **辨寒热：**

①热证：便下色黄秽浊，肛门灼热，烦渴引饮，小便赤涩，身热，手足温。

②寒证：便下色不变或灰白，或完谷不化，腹中冷，不渴，小便清白，身懒乏力，手足不温。

● **辨暴泻粪便：**

①湿热泄泻：便下黄褐色，黏秽而臭；偏热盛者，便下赤黄如酱，有沫，气味异秽，肛门灼痛，甚则泻下急迫，便下焦黄臭秽。

②暑湿泄泻：粪便黏秽，或水泻如注。

③寒湿泄泻：水粪相杂，色青黑，如鸭粪；偏寒盛者，便下清冷，色淡无明显臭味；偏湿盛者，便下水多如米泔，身重尿少。

④伤食泄泻：便下黏滞，臭如败卵、酸腐。

● 辨久泻粪便：

①肝郁泄泻：便下溏薄，色黄白，时作时止，或便意频繁，或食后少顷即泻，伴有便前腹胀、嗳气、矢气，便后稍缓，移时如故。

②脾虚泄泻：便下溏薄如酱，时溏时泻，或完谷不化，早晨起后、吃完饭或劳累后容易腹泻。

③肾虚泄泻：便下色白质溏，或便下清水混有粪浊，容易清晨腹痛，泻下则安。

腹泻的辨证论治

（1）暴泻

寒湿泄泻

症状：泻下水粪相杂，色青，或稀薄如溏，腹痛肠鸣，泻前腹中绞痛，便后则减，粪便无明显臭味，口淡不渴，舌淡苔白，脉沉紧或沉滑。

治法：温中散寒，祛湿止泻。

缓泻消痛茶

材料： 茯苓12克，白术12克，生姜15克，红糖适量。

做法： 1.将茯苓、白术清洗干净；去皮洗净的生姜切片。

2.汤锅中注水烧热，倒入茯苓、白术、生姜片，盖上盖子，烧开后用小火煮约20分钟，至材料析出有效成分。

3.揭盖，撒上备好的红糖，煮至溶化，关火后盛出煮好的茶即可。

功效： 茯苓与白术是健脾益胃、利水渗湿的好搭档，加上温中散寒的生姜、散寒补虚的红糖制作的药茶，能防治寒湿、脾虚腹泻。

湿热泄泻

症状：泻下热臭，粪色黄褐黏秽，肛门灼热，腹痛则泻，泻下急迫，或初起势如水注，继之黏秽如酱，腹痛拒按，心烦口渴，小便短赤，甚或发热，舌苔黄而厚腻，脉滑数。

治法：清热利湿，调中止泻。

芩芍乌梅茶

材料： 黄芩10克，白芍、乌梅各5克，绿茶1.5克。

做法： 1.将上药共研为粗末。

2.放入保温杯中，用沸水冲泡，加盖闷20分钟，代茶饮用。

功效： 清热燥湿，养阴敛肠。主治湿热泄泻引起的便稀发臭、肛门发红。

伤食泄泻

症状：泻下黏滞腐臭，严重者臭如败卵，腹痛即泻，泻后痛缓，腹胀闷不减，多嗳气、矢气，舌苔白腻或垢浊，脉滑或沉弦。

治法：消积导滞，和中止泻。

山楂乌梅甘草茶

材料： 乌梅40克，干山楂20克，甘草10克，蜂蜜适量。

做法： 1.砂锅注水，用大火烧开，放入洗净的乌梅、干山楂、甘草。

2.盖上盖，用小火煮约20分钟，至药材析出有效成分，揭盖，搅拌片刻，关火后盛出煮好的药茶。

3.装入茶杯中，调入蜂蜜，趁热饮用即可。

功效： 山楂具有消食化积、行气散瘀等功效，乌梅酸甘、善于涩肠止泻，甘草能补脾益气，三者搭配煎茶饮用，能促进消化，适用于伤食腹泻。

症状：泻下秽浊，甚或水泻如注，腹痛肠鸣，阵阵增剧，胸闷腹胀，恶
　　　心欲吐，或身热汗出，面垢，舌红或尖边红，苔黄腻，脉浮数或
　　　弦滑。

治法：清热解毒，调中止泻。

藿香茶

材料： 藿香5克，白豆蔻1.5克，生姜2片。

做法： 1.将上药放入杯中，以沸水冲泡，加盖闷10分钟。

　　　　2.或煎汤取汁，或加红糖调味，代茶饮用。每日1剂。

功效： 利气祛湿、芳香化浊，对暑湿引起的腹泻有很好的治疗效果。

（2）久泻

症状：大便次数增多，时溏时泻，一般溏多于泻，早晨、食后、劳累后易泻，
　　　或食油腻后便次明显增多，便前常微有腹痛，或隐隐不已，伴有纳呆食
　　　少，面色萎黄，精神倦怠，舌质淡，苔薄白，脉缓或细弱。

治法：健脾益气，化湿止泻。

砂仁炖瘦肉汤

材料： 瘦肉400克，春砂仁10颗，大枣5颗，盐适量。

做法： 1.瘦肉洗干净后，剁碎；春砂仁洗净。

　　　　2.把瘦肉搓成一团和春砂仁放入炖盅，加入大枣，倒入水，隔
　　　　水炖1.5~2.0小时。

　　　　3.关火前加入适量盐调味即可。

功效： 此汤有化湿开胃、温脾止泻之功效，适合脾虚患者。

肝郁泄泻

症状： 便下溏薄，色黄白，时作时止，或时有便意，或食后少顷即泻，腹胀
痛或疼痛，伴有胸胁痞满、嗳气少食、矢气频作，苔薄白，脉弦。

治法： 疏肝扶脾。

鲍鱼仔花菇黄芪汤

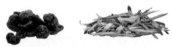

材料： 鸡肉500克，鲍鱼仔3个，花菇3朵，黄芪10克，沙参10克，
玉竹10克，枸杞适量，无花果5颗，蜜枣2颗，姜3片，盐
适量。

做法： 1.鲍鱼仔洗净，水浸5小时；蜜枣、枸杞洗净；其他材料泡20
分钟后洗净。

2.鸡肉洗干净后汆2分钟，去血水去沫，捞出待用。

3.将除鸡肉、盐外的所有材料一起放入锅内，加适量清水，大
火煮滚后放入鸡肉，转小火煲2小时，出锅前调入适量盐即可。

功效： 鲍鱼仔滋补肝肾，花菇益味助食，沙参润肺益胃，玉竹滋阴润
燥，无花果清肺润肠，枸杞滋补肝肾，蜜枣补中益气，黄芪补
气固表。

肾虚泄泻

症状： 腹痛肠鸣，便意急迫，泻后痛止，其泻多发生晨起，平时腹中不
温，或大便不调，并有身倦神疲、形寒、手足不温，舌淡苔白，脉
沉细。

治法： 温阳补肾，益气健脾。

四神汤

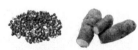

材料： 猪骨700克，芡实30克，淮山15克，薏苡仁30克，茯苓
20克，莲子15克，盐适量。

做法： 1.薏苡仁和芡实提前用水浸泡30分钟；猪骨洗净。

2.锅里加入适量的水加热，将猪骨放入锅里汆水，去掉血水后捞出来备用。

3.将猪骨、薏苡仁、莲子、淮山、芡实和茯苓放入锅里，倒入适量清水。

4.大火烧沸后，转小火烧煮1小时，关火前加入适量盐调味即可。

功效： 芡实、薏苡仁、茯苓、莲子这四味能补益脾阴、厚实肠胃的中药，与淮山、猪骨一起煲汤，对老年人消化不良、腹泻等有一定辅助调理作用。

腹泻治疗注意事项

（1）注意补充水分，腹泻会导致身体失水，要及时补充适量的清水、淡盐水或者口服补液盐水溶液等，以防脱水。

（2）宜吃清淡、低纤维的食物，如米粥、面条、土豆、胡萝卜等，有助于减轻肠道负担。

（3）忌吃辛辣刺激、油腻、高脂食物，如辣椒、花椒、姜、油炸食品、猪油等，可能刺激肠道而引起腹泻加重。

（4）忌吃生冷食物，如生鲜蔬果、冰淇淋等，可能刺激肠胃而引起腹泻。

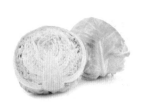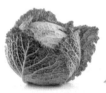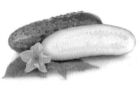

便秘是指由大肠传导功能失常导致的以大便排出困难、排便时间或排便间隔时间延长为临床特征的一种大肠病证。

便秘的病因是多方面的，其中主要有外感寒热之邪、内伤饮食情志、病后体虚、阴阳气血不足等。

本病主要临床特征为大便排出困难，排便时间或间隔时间延长。大便次数减少，常三五日、七八日，甚至更长时间解一次大便，每次解大便常需半小时或更长时间，粪质多干硬，常伴腹胀腹痛、头晕头涨、嗳气食少、心烦失眠等症。本病起病缓慢，多属慢性病变过程，多发于中老年和女性。

中医将便秘分为燥热内结所致热秘、脾肾虚寒所致冷秘、气机郁滞所致气秘和津液不足所致虚秘四种。

便秘的辨证重点

● **辨舌象：**

苔白滑为寒秘，苔黄厚腻或燥者为热秘。

● **辨病因特点：**

①热秘：平时喜食辛辣厚味、恣食饮酒，致胃肠积热。

②冷秘：平素阳虚，嗜食寒凉生冷。

③气秘：忧愁思虑或久坐少动，气机郁滞而成。

④虚秘：年老体弱，病后产后，气血阴津亏损。

便秘的辨证论治

（1）热秘——燥热内结

症状：大便秘结，口干渴或有臭味，脘腹胀满，小便黄赤，舌苔黄燥，脉滑实。

治法：清热通便。

大黄绿茶

材料： 大黄6克，绿茶叶4克，蜂蜜适量。

做法： 1.砂锅中注入适量清水烧开，放入洗净的大黄、绿茶叶。

2.盖上盖，煮沸后用小火煮约10分钟，至其析出有效成分，揭盖，搅拌一小会儿，关火后盛出煮好的药茶。

3.滤取茶汁，装入杯中，加入蜂蜜拌匀，趁热饮用即可。

功效： 大黄具有清利湿热、泻火通便等功效，同绿茶煎煮药茶能清除肠胃积热，再加上具有润肠作用的蜂蜜，增强了通便的功能。

五仁粥

材料： 小米70克，绿豆30克，花生仁、柏子仁、核桃仁、杏仁、决明子各20克，白糖适量。

做法： 1.花生仁、柏子仁、核桃仁、杏仁、决明子洗净；小米、绿豆洗净，放入清水中浸泡。

2.将小米、绿豆和花生仁、柏子仁、核桃仁、杏仁、决明子一同放入锅中，加入适量清水煮粥，大火煮沸后改用中火煮至粥呈浓稠状，加入白糖调味即可。

功效： 滋肝养肾，润燥滑肠，通便。

（2）冷秘——脾胃虚寒

症状：面色淡，腹中气攻或微痛，大便坚涩，口中和，小便清长，四肢不温，喜热恶冷，舌淡苔白润，脉沉迟。

治法：温通开秘。

糙米茶

材料：糙米100克。

做法：1.煎锅置火上，烧热，倒入备好的糙米，用中小火翻炒一会儿，呈黄褐色，关火待用。

2.取一茶壶，盛入炒过的糙米，注入适量开水，至八九分满。

3.盖上盖，浸泡约5分钟，至茶散发出香味。

功效：糙米茶属于中性偏热食品，非常适合在寒冷的冬季饮用，能够滋补温暖身体。炒过的糙米对脾胃无刺激，更温和。

（3）气秘——气机郁滞

症状：胸胁胀满，严重者腹痛，食少纳呆，嗳气不休，粪便不结燥，排出困难，舌淡苔腻，脉沉弦。

治法：顺气行滞。

生姜红糖番薯糖水

材料：番薯400克，大枣8颗，姜4片，红糖适量。

做法：1.番薯去皮切块，用水浸泡10分钟，换水再浸泡一会儿；姜去皮切片；大枣洗净后去核，切成两半。

2.锅里加足量水，放入姜片、大枣和番薯块，开大火煮开后转中小火煮30分钟。

3.加入红糖，再煮5分钟左右至糖溶化即可。

功效：生姜、番薯、大枣皆有补中、和血、暖胃之功效，合而为汤，适合脾虚水肿、疮疡肿毒、大便秘结的女性饮用。

雪梨山楂糖水

材料： 雪梨2个，山楂300克，冰糖适量。

做法： 1.将山楂挖去头尾，然后用筷子穿过中间将山楂籽捅出来。

2.锅里放入山楂，加入适量清水。

3.开大火烧开后，转小火煮约20分钟。

4.将雪梨去皮去核，切小块，放入锅中，小火续煮10分钟左右。

5.加入冰糖，撇去浮沫，待冰糖溶化，关火即可。

功效： 雪梨有清热润肺、生津润燥之功效，与山楂一起煲汤，适用于夏季出现的热病津伤烦渴、痰热惊狂、便秘等症。

（4）虚秘——津液不足

症状：面色㿠白，神疲气怯，大便不干硬，虽有便意，但排便乏力、干结难下，甚则汗出气短、便后疲乏，舌淡苔薄，脉虚细。

治法：益气润肠，养血润燥。

甜杏仁粥

材料： 粳米100克，甜杏仁100克，冰糖50克。

做法： 1.将甜杏仁洗净；粳米洗净后放入清水中浸泡半小时，捞出沥干。

2.锅中加入适量清水，放入甜杏仁和粳米，大火煮沸后，改用小火熬煮至粳米熟烂，加入冰糖，煮沸至冰糖溶化即可。

功效： 润肺止咳，生津止渴，滑肠通便。

益精润肠茶

材料： 肉苁蓉60克，沉香30克，麻子仁适量。

做法： 1.将肉苁蓉、沉香共研为粗末，和匀，备用。

2.每次用30克，用纱布包好，放入保温杯中。

3.加入10克麻子仁，用沸水冲泡。

4.加盖闷15分钟，代茶频用。每日1剂。

功效： 肉苁蓉补肾阳、益精血、润肠通便，麻子仁润燥滑肠，沉香行气止痛、温中止呕，几者配伍能缓解体虚引起的便秘。

便秘治疗注意事项

（1）增加膳食纤维的摄入量，如多吃水果、蔬菜、全谷类食物、豆类等富含纤维的食物。减少食用过多油腻、高糖、辛辣刺激食物。

（2）保持足够的水分摄入，每天饮用充足的清水有助于保持肠道的湿润，促进肠道蠕动，有助于排便。

（3）尽量每天在同一时间去厕所排便，养成良好的排便习惯。

（4）长时间久坐会影响肠道蠕动，增加便秘的风险。定期起身活动，避免长时间保持一个姿势不变。

（5）滥用泻药可能导致肠道依赖，使便秘问题更加严重。如果需要使用泻药，应在医生指导下使用。

胃痛

胃痛又称胃脘痛，是由于胃气阻滞、胃络瘀阻、胃失所养，不通则痛导致的以上腹胃脘部发生疼痛为主症的一种脾胃肠病证。

本病常由外感寒邪、饮食伤胃、情志不遂、脾胃虚弱，以及气滞、瘀血、痰饮等病因所致，可一种病因单独致病，也可多种病因共同致病。病变部位主要在胃，与肝脾关系密切，与胆肾也有关。

胃痛通过病机分为寒邪客胃型、饮食停滞型、肝气郁结型、肝胃郁热型、脾胃湿热型；久病难愈则分为脾胃虚寒型、胃阴亏虚型和瘀血停滞型。

治法上常以理气和胃止痛为基本原则。应遵循叶天士"远刚用柔"和"忌刚用柔"之说，理气不可损伤胃阴，需特别注意饮食和精神方面的调养。

胃痛的辨证重点

● **辨病因表现：**

①脾胃虚寒型：发于寒冷季节，痛缓，喜热。

②饮食停滞型：吃饱、吃多了胃痛。

③肝气郁结型：精神紧张、情绪激动而胃痛。

④胃阴亏虚型：思虑过度而胃痛，按摩后疼痛减轻。

● **辨疼痛与饮食的关系：**

①寒邪客胃型：空腹痛，吃东西后有所缓解。

②饮食停滞型：食后痛，或者吃了比不吃更痛。

③脾胃虚寒型：食生冷黏硬之物而胃痛。

④脾胃湿热型：食肥甘甜腻、喝酒而胃痛。

胃痛的辨证论治

（1）寒邪客胃

症状：胃痛暴作，甚则拘急作痛，得热痛减，遇寒痛增，口淡不渴，或喜热饮，苔薄白，脉弦紧。

治法：温胃散寒，理气止痛。

艾叶温胃茶

材料： 陈艾叶90克，制香附100克，大枣适量。

做法： 1.将前2味药制为粗末，混匀，备用。

2.每次用20克，装入纱布袋，放入保温杯中。

3.加大枣5颗，用沸水冲泡，加盖闷15分钟，代茶饮用，在1日内饮尽。

功效： 温胃散寒，行气止痛。

（2）肝气郁结

症状：胃脘胀满，攻撑作痛，脘痛连胁，胸闷嗳气，喜长叹息，大便不畅，得嗳气、矢气则舒，遇烦恼郁怒则痛作或痛甚，苔薄白，脉弦。

治法：疏肝理气，和胃止痛。

柴胡黄芩茶

材料： 柴胡15克，黄芩8克，大黄4克。

做法： 1.加入适量清水烧开，放入备好的药材，煮沸后用小火煮约20分钟。

2.关火滤取茶汁，再装入茶杯中，趁热饮用即可。

功效： 柴胡疏肝和胃，黄芩泻火解毒，一杯缓解肝郁气滞。

（3）脾胃虚寒

症状： 胃痛隐隐，绵绵不休，冷痛不适，喜温喜按，空腹痛甚，得食则缓，劳累或食冷或受凉后疼痛发作或加重，泛吐清水，食少，神疲乏力，手足不温，大便溏薄，舌淡苔白，脉虚弱。

治法： 温中健脾，和胃止痛。

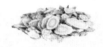

黄芪姜枣枸杞茶

材料： 黄芪15克，大枣5颗，枸杞5克，生姜4片，蜂蜜适量。

做法： 1.锅中注水，倒入黄芪、生姜、大枣，浸泡25分钟，盖上盖，用大火煮开后转小火，续煮20分钟至药材有效成分析出。

2.揭盖，放入枸杞，拌匀，盖上盖，稍煮一会儿至枸杞熟软。

3.揭盖，关火后盛出煮好的药汤，装碗，调入蜂蜜即可。

功效： 黄芪是著名的补气升阳良药，大枣能补中益气、补益脾胃、滋养阴血，搭配温中散寒的生姜、滋阴养肝的枸杞煎茶饮用，能气血双补、养护脾胃。

（4）肝胃郁热

症状： 胃脘灼痛，痛势急迫，喜冷恶热，得凉则舒，心烦易怒，口干口苦，舌红少苔，脉弦数。

治法： 疏肝理气，泄热和中。

佛手茶

材料： 鲜佛手12~15克。

做法： 将鲜佛手洗净，切片，放入茶杯中，用开水冲泡，代茶饮用。

功效： 芳香理气，健胃止呕，止痛。

（5）胃阴亏虚

症状：胃脘隐隐灼痛，似饥而不欲食，口燥咽干，口渴思饮，消瘦乏力，大便干结，舌红少津或光剥无苔，脉细数。

治法：养阴益胃，和中止痛。

茶树菇无花果煲鸡汤

材料： 鸡半只，茶树菇30克，大枣5颗，无花果25克，枸杞适量，姜2片，盐适量。

做法： 1.茶树菇用水浸泡30分钟，其间多次换水清洗，去除异味，切成小段；姜切片。

2.将鸡块洗净，放入凉水中，大火煮开沸滚2分钟，捞出来冲洗干净。

3.鸡块、茶树菇、大枣、无花果与姜片入锅，加入约2升冷水，大火煮开后用小火慢煲1.5~2.0小时，出锅前5分钟加枸杞和盐调味即可。

功效： 菌菇和果实放在一起煲汤，有养阴生津、健脾养胃的作用，常喝能调理肠胃、增强体质，帮助改善食欲不振、消化不良等问题。

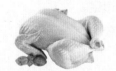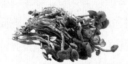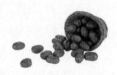

（6）瘀血停滞

症状：胃脘疼痛，痛如针刺刀割，痛有定处，按之痛甚，食后加剧，入夜尤甚，或见吐血、黑便，舌质紫暗或有瘀斑，脉涩。

治法：活血化瘀，理气止痛。

酸枣根茶

材料： 酸枣根20克。

做法： 水煎服。每日1剂，日服2次或代茶频饮。

功效： 祛瘀止痛，主治瘀阻型慢性胃炎。

（7）饮食停滞

症状：暴饮暴食后，胃脘疼痛，胀满不消，疼痛拒按，得食更甚，嗳腐吞酸，或呕吐不消化食物，其味腐臭，吐后痛减，不思饮食或厌食，大便不爽，便后稍舒，舌苔厚腻，脉滑有力。

治法：消食导滞，和胃止痛。

太子参白术开胃汤

材料： 猪扇骨500克，太子参10克，白术、茯苓各5克，扁豆、薏苡仁各15克，蜜枣2颗，姜3片，陈皮、盐各适量。

做法： 1.将太子参、白术和茯苓洗净备用；陈皮洗净，刮掉白色内瓤。

2.薏苡仁、扁豆洗净，用清水浸泡30分钟。

3.猪骨洗干净后，放入沸水中氽水。

4.将除盐外的所有材料入锅，加入2.5升左右的冷水。

5.大火煮开后，转小火慢煲2小时，起锅前放盐调味即可。

功效： 太子参、白术皆有益气健脾之功效，合而煲汤适合食欲不振、病后虚弱者饮用。

（8）脾胃湿热

症状： 胃脘灼热疼痛，嘈杂泛酸，口干口苦，渴不欲饮，口甜黏浊，食甜食则冒酸水，纳呆恶心，身重肢倦，小便色黄，大便不畅，舌苔黄腻，脉象滑数。

治法： 清热化湿，理气和中。

三香茶

材料： 苍术、厚朴、藿香、木香各10克，檀香3克，砂仁3克，白豆蔻5克，半夏、陈皮各10克，甘草3克。

做法： 上药加水煎汤，代茶饮用。每日1剂。

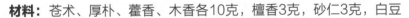

功效： 清利湿热，理气止痛。

胃痛治疗注意事项

　　避免长时间空腹、暴饮暴食、过度饮酒、吸烟等刺激性行为，对胃部有不良影响。

　　宜吃调理胃气的中药材，如陈皮、白术、山楂等，需在医师指导下使用。

　　宜吃温和易消化的食物，如米粥、面条、温熟蔬菜等，有助于减轻对胃部的负担。

　　宜吃调理胃酸的食物，如香蕉、苹果、薏米等，有助于缓解胃部不适。

　　忌吃油腻、高脂、辛辣刺激食物，如辣椒、花椒、洋葱、大蒜等，可能加重胃痛症状。

　　忌吃酸性食物，如柠檬、醋等，可能刺激胃黏膜而引起胃痛。

痔疮

痔俗称"痔疮"，是直肠末端黏膜下和肛管皮下的静脉丛扩张、屈曲和充血而形成的柔软的静脉团。其特征是在肛门直肠处形成隆起的痔核，古代医家因其耸立如"峙"，即命名为"痔"。因痔核出现肿痛、瘙痒、流水、出血等症，通称痔疮，是肛门直肠病中常见的疾病。

多由脏腑虚弱，兼饮食不节，燥热内生，下迫大肠；或外感湿、热、风、燥之邪，下迫肛肠；又或久坐、负重、远行，妇女妊娠，长期便秘、腹泻等，使血行不畅，血脉瘀滞，而生痔疮。

中医通过内伤病因将痔疮分为热伤血络型、中气下陷型、湿热瘀滞型。

痔疮的辨证重点

● **辨痔疮与息肉、锁肛痔、肛裂、肠出血：**

①息肉：多见于儿童，直肠内乳头状小瘤，头圆大而蒂长，色鲜红，质脆嫩，易出血，一般生一个，偶有多发者，状如葡萄，大便时可能脱出肛外。

②锁肛痔：多见于四十岁以上的中老年人，先有腹泻和便秘交替，里急后重，大便形状不整齐或有棱角，指检可触到质地坚硬、高低不平的肿块，指套上有臭秽的脓血。肛门狭窄，时流臭秽的败酱水，血便中常混有糜烂组织。

③肛裂：多发于肛门前后部，肛内有鲜红或淡白色裂口，大便时剧痛如刀割，一般流鲜血，有时便后继续疼痛，有便秘的病史。

④肠出血：上消化道出血一般表现为呕血、黑粪，大量出血时可兼有便血，色暗红且与粪便混合。

痔疮的辨证论治

（1）热伤血络

症状：痔核初发，下血鲜红，或便前便后，或如射如滴者，黏膜瘀血，肛门瘙痒不适，伴有异物感，或轻微出血，点滴不止，血色鲜红。多为风热所伤。

治法：清热，凉血，祛风。

荆芥猪肠汤

材料： 荆芥10克，苍耳茎叶30克，猪肠250克，盐少许。

做法： 1.前两味布包煎15分钟。

2.猪肠加入锅内，炖烂，加入盐调味即可。

功效： 荆芥发表、祛风、理血，苍耳发汗、祛风湿、止痛，二者配伍可以止血清热、止痛。

槐花大米粥

材料： 槐花适量，大米80克，牛蒡15克，白糖3克。

做法： 1.大米淘洗干净，置于冷水中泡发半小时，捞出沥干水分；槐花、牛蒡洗净，装入纱布袋，下入锅中，加适量水熬取汁，备用。

2.锅置火上，倒入清水，放入大米，以大火煮至米粒开花。

3.加入槐花牛蒡汁煮至浓稠状，调入白糖拌匀即可。

功效： 此粥清热润肠、凉血止血。

（2）中气下陷

症状： 痔核脱出不纳，肛门下坠，多兼有少气懒言、食少乏力，舌质淡
红，脉弱无力。

治法： 补气升提。

生地乌鸡汤

材料： 生地、牡丹皮各10克，大枣6颗，午餐肉100克，乌鸡1只，
姜、盐、味精、料酒、骨头汤各适量。

做法： 1.将生地洗净，切成薄片；大枣、牡丹皮洗净；午餐肉切片；
乌鸡去内脏及爪尖，切块，汆去血水。

2.将骨头汤倒入净锅中，放入其他所有材料，炖至鸡肉熟烂
即可。

功效： 补虚损，凉血止血。

核桃仁拌韭菜

材料： 核桃仁300克，韭菜150克，白糖10克，白醋3毫升，盐5克，
香油8毫升，食用油适量。

做法： 1.韭菜洗净，焯熟，切段。

2.锅内放入油，待油烧至五成热下入核桃仁，炸呈浅黄色后
捞出。

3.在另一只碗中放入韭菜、白糖、白醋、盐、香油拌匀，和核
桃仁一起装盘即成。

功效： 润肠通便，补中益气。

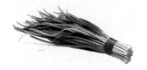

（3）湿热瘀滞

症状：痔核脱出嵌顿，肿胀痒痛，表面色暗，糜烂渗液流津，全身有发热不适，口干，便秘，小便黄，苔黄，脉数。

治法：清热利湿，活血解毒。

莲藕绿豆排骨汤

材料： 排骨400克，莲藕1节，绿豆60克，盐适量。

做法： 1.莲藕去皮切块。

2.排骨冷水入锅，水开后余水2分钟。

3.将除盐外的所有材料一起入锅，加适量清水，大火烧开后，转小火炖1.5小时。

4.关火前加盐调味即可。

功效： 清热解毒，消暑除湿。

痔疮治疗注意事项

保持肛部清洁，每天用温水洗净肛门区域，并轻柔擦干，避免使用刺激性的卫生纸或湿巾。

在排便时避免过度用力，尽量保持大便通畅，避免便秘。

避免久坐，长时间久坐会增加肛部压力，或者每隔一段时间起身活动一下。

宜吃补血活血的中药，如三七、益母草、川芎等，需在医师指导下使用。

宜吃高纤维食物，如全谷类、蔬菜、水果等，有助于增加大便的软度和通畅性。

宜吃润肠通便的食物，如蜂蜜、蔬果汁等，有助于减轻排便时的不适。

忌食容易引发痔疮的食物，如芥菜、莼菜、荔枝等。

忌吃辛辣刺激、油腻食物，如辣椒、花椒、生姜等，可能刺激痔疮而引起疼痛和出血。

忌饮酒，少饮咖啡、浓茶等，可能刺激痔疮而引起不适。

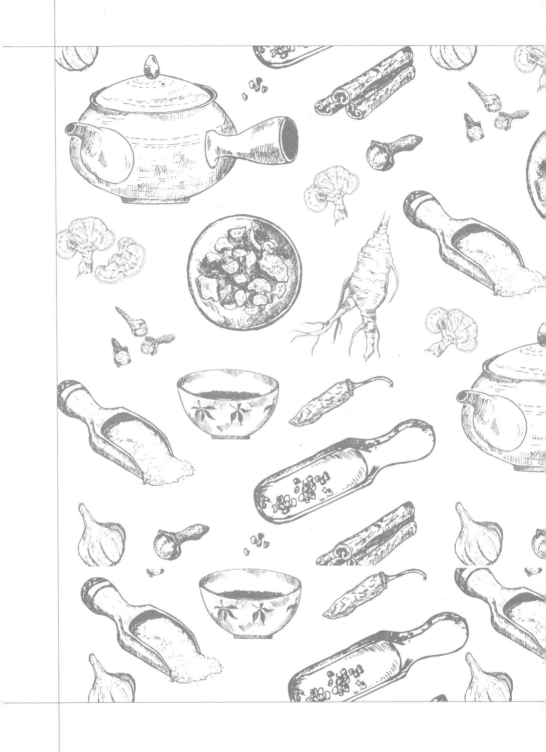

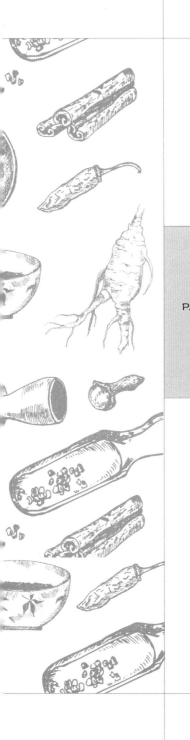

PART 5

心脑血管及
内分泌疾病
辨证论治

01

头痛

头痛是指由于外感与内伤，致使脉络拘急或失养，清窍不利所引起的以头部疼痛为主要临床特征的疾病。头痛既是一种常见病证，也是一个常见症状，可以发生于多种急慢性疾病过程中，有时亦是某些相关疾病加重或恶化的先兆。本节所讲为内科杂病范围内，以头痛为主证的病证。若属某一科疾病过程中所出现的兼证，不列入本病中。

头痛病因主要分为外感头痛和内伤头痛，外感头痛又分为风寒头痛、风热头痛和风湿头痛，内伤头痛则分为肝阳头痛、气虚头痛、血虚头痛、肾虚头痛、痰浊头痛和血瘀头痛。

头痛的辨证重点

● **辨外感内伤头痛：**

①外感头痛：一般发病较急，病势较剧，多表现掣痛、跳痛、胀痛、重痛、痛无休止，每因外邪所致。

②内伤头痛：一般起病缓慢，痛势较缓，多表现隐痛、空痛、昏痛、痛势悠悠，遇劳则剧，时作时止。

● **辨疼痛性质：**

①风湿头痛：头痛而重坠或有昏胀感。

②肝阳头痛：掣痛、跳痛、痛而胀。

③痰浊头痛：重痛。

④风寒头痛：冷感而刺痛。

⑤瘀血头痛：刺痛，位置固定。

● **辨疼痛部位：**

①全头作痛：风湿、气虚、血虚、肾虚头痛。

②痛在枕部，多连颈肌：肝阳头痛。

③痛在头顶：痰浊、风寒头痛。

头痛的辨证论治

（1）外感头痛

风寒头痛

症状：头痛时作，其痛如掣，连及项背，伴有恶风畏寒，口不渴，或微身
热，鼻塞流涕，苔薄白，脉浮紧。

治法：辛温散寒，疏风止痛。

天麻头痛饮

材料： 天麻20克，半夏15克，葛根9克，姜糖适量。

做法： 1.砂锅中注入适量清水烧热，倒入备好的天麻、
半夏、葛根。

2.盖上盖，烧开后用小火煮约20分钟至其析出有
效成分，揭开盖，放入姜糖，搅拌匀。

3.关火后盛出药茶，滤入杯中即可。

功效： 天麻可祛风止痛，半夏擅长除湿化痰，葛根能改
善痛连项背之象，三者搭配能散寒的姜糖煎茶，
适用于风寒、痰浊头痛。

风湿头痛

症状：头痛闷重，如蒙如裹，胸闷纳呆，或时泛恶欲吐，可伴有小便少、大
便溏，四肢酸困沉重，或兼有恶寒，身热不扬，苔白而腻，脉濡。

治法：疏风，祛湿，止痛。

佩藿茶

材料： 薄荷6克，鲜藿香10克，鲜佩兰10克。

做法： 1.将上药洗净，捣碎。

2.放入杯中，用开水冲泡盖闷5～10分钟，代茶饮。

功效： 疏风清暑，芳香化湿。

风热头痛

症状：头痛多在前头部或两侧，痛而有热胀感，甚或其痛如裂，伴有口干渴、胸中烦热，溲赤，面红目赤，或兼有表证，发热微恶风，舌红，苔白而干或薄黄，脉浮数。

治法：疏风，清热，止痛。

石膏菊花茶

材料： 生石膏10克，菊花10克，川芎10克，茶叶5克。

做法： 1.将前3味材料共研细末，混匀备用。

2.每次取茶叶5克左右，和药末一起放入杯中，用沸水冲泡。

3.加盖闷10分钟后，分数次饮用，当日饮尽。

功效： 生石膏、菊花清热，川芎活血，几者配伍能清热止痛。

（2）内伤头痛

肝阳头痛

症状：头痛多在后头部，上及巅顶，闷胀紧压，或痛而头晕目眩，心烦易怒，睡眠不宁，口苦咽干，面赤，苔黄，脉弦。

治法：平肝潜阳，熄风止痛。

菊地茶

材料： 菊花10克，熟地黄15克，枸杞15克。

做法： 1.将熟地黄捣为粗末，与菊花、枸杞一同放入保温杯内。

2.用沸水冲泡代茶饮用，每日1剂。

功效： 滋肾养肝、补血散风，主治肝阳上亢型头痛。

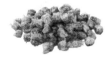 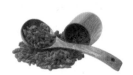

气虚头痛

症状：头痛隐隐不止，劳倦痛甚，精神不振，身倦乏力，少气，面色不
　　　华，舌淡苔白，脉虚细无力。

治法：补气升阳。

胡萝卜排骨汤

材料： 胡萝卜2根，山药80克，蜜枣2颗，猪排骨500
　　　克，姜2片，盐适量。

做法： 1.胡萝卜洗净，去皮，切为块状；山药去皮，洗
　　　净，切小块。

　　　2.猪排骨洗净，冷水入锅，水开后汆水几分钟。

　　　3.把猪排骨、山药、胡萝卜、蜜枣和姜片放入锅
　　　里，加适量水。

　　　4.开大火烧开后转小火慢炖1.5小时，关火前加适
　　　量盐调味即可。

功效： 此汤有补中益气之功效，老少皆宜。

血虚头痛

症状：头隐隐痛，绵绵不已，头昏眼花，心悸心烦，身倦神疲，常午后头
　　　痛较重，面色少华，舌质淡，脉细弱。

治法：补气养血，止痛。

桑葚女贞茶

材料： 桑葚30克（鲜品60克），女贞子20克，冰糖15克。

做法： 1.将上3味共捣碎，放入保温杯中。

　　　2.用沸水冲泡盖闷15分钟，代茶饮用。每日1剂。

功效： 养血柔肝、养心清窍，主治血虚型头痛。

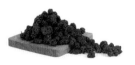

肾虚头痛

症状： 头痛伴有空虚感，或兼见眩晕，腰膝酸软无力，遗精带下，耳鸣少寐，舌红少苔，脉细无力。

治法： 养阴补肾。

核桃人参茶

材料： 核桃仁40克，人参、生姜各6克，蜂蜜适量。

做法： 1.将人参切片，捣碎核桃仁，将生姜切丝。

2.将上述材料放入水壶中，用沸水冲泡，盖上盖闷泡15分钟。

3.加入适量蜂蜜，待溶解后即可饮用。

功效： 人参大补元气、复脉固脱，核桃温补肺肾，适合肾虚性头痛。

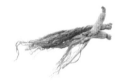

痰浊头痛

症状： 头痛多在巅顶，痛沉重而昏蒙，或有头皮麻木、胸闷痞满、胃脘不适，呕吐清水涎沫，舌淡苔白腻，脉沉弦。

治法： 温中散寒，降逆化浊。

三味橘皮茶

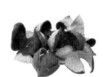

材料： 橘皮15克，山药、法半夏各10克。

做法： 1.将上3味共研粗末，放入杯中。

2.沸水冲泡，代茶饮用。每日1剂。

功效： 化痰运脾、降逆止痛，主治痰浊型头痛。

瘀血头痛

症状：头痛如针刺，常局限于一处，或满头痛而闷胀，得寒热均不减，入
夜则痛甚而难入寐，多见于久痛，常因精神刺激或天气阴雨而诱
发，舌紫暗、有瘀斑，苔薄白而润，脉沉细或涩。

治法：活血化瘀，通窍止痛。

川芎祛风茶

材料：川芎6克，红花3克，茶叶3克。

做法：1.将上述材料放入茶杯中，用沸水冲泡。

2.加盖闷20分钟后，频频饮用。

功效：川芎行气开郁、祛风燥湿、活血止痛，红花活血
通经、祛瘀止痛，适合瘀血头痛者。

头痛治疗注意事项

适当休息：如果头痛较轻，可以适当休息，避免过度劳累和长时间使
用电子产品。

避免刺激：避免长时间处于嘈杂环境，以及吸烟、饮酒等刺激性行为。

宜吃温和平和的中药，如白芷、川芎、当归等，需在医师指导下使用。

宜吃补血养气的食物，如糯米、大枣、黑豆等，有助于滋补身体、缓
解头痛。

宜吃富含B族维生素的食物，如全谷类、绿叶蔬菜、豆类等，有助于神
经系统的稳定和调节。

忌吃刺激性食物：避免摄入辛辣刺激的食物，如辣椒、花椒、生姜
等，可能加重头痛症状。

忌食咖啡、浓茶、酒精，会刺激神经系统，导致头痛。

02
中风

中风又称卒中，指风邪中人，体内脏腑受扰，阴阳失调，气血逆乱引起以猝然昏仆，不省人事，口眼㖞斜，半身不遂，或未见昏仆，仅见㖞僻不遂为特征的病证。

本病包括中医文献所记载的"昏迷仆击""大厥""薄厥"，以及"偏枯""偏风""风痱""身偏不用"等症，与《伤寒论》所称之"中风"名同实异。

气血虚弱、阴阳失调是发病的内在因素，风、痰、火是发病的条件，气血瘀滞、清窍失聪、昏迷瘫痪是病变的结果。从中风的主证看，病变部位主要在脑，并与心、脾、肝、肾四脏有关，其中尤以肝风为主。

中风根据病的轻重、病位的浅深，分为中脏腑、中经络两个类型。如突然昏倒、不省人事、醒后出现偏瘫失语等症为"中脏腑"，其中有"闭""脱"之分，且有"阳闭""阴闭"之别；如仅见口眼㖞斜、肌肤不仁、病变轻浅者为"中经络"。

中风的辨证重点

● **辨中脏中腑：**

因两者多有神志障碍，故统称为"中脏腑"。

①"中腑"：半身不遂、口眼㖞斜、偏身麻木、神志不清为主证，昏迷，但时间短。

②"中脏"：猝然昏仆、不省人事，半身不遂，昏迷时间长，甚则难以复苏。

● **辨中经中络：**

由邪窜经络而成，无昏迷，统称为"中经络"。

①"中络"：肌肤麻木、口眼㖞斜为主证，其麻木多偏于一侧之手足，病位浅而病势轻。

②"中经"：半身不遂或半身麻木、口眼㖞斜、言语蹇涩为主证，较中络为重。

● **辨阴闭阳闭：**

①阳闭：见突然昏仆，牙关紧闭，两拳握固，伴有面赤气粗，喉间痰鸣。二便闭阻，或兼发热，苔黄腻或糙，脉弦滑数。

②阴闭：一般风火挟痰为患。如症见静而不烦，鼻起鼾声，面青唇紫，四肢不温，舌苔白腻，脉沉滑或涩迟。

● **辨中风和癫痫：**

中风与痫证都有突然昏迷的症状。

①癫痫昏迷会伴有口中作声、四肢或全身抽搐、口吐涎沫的症状，醒后没有其他症状，但会复发。

②中风一般无四肢抽搐，偶有抽搐者也多在一侧，可有神志不清、昏迷不醒的症状，多需经过治疗后方逐渐清醒，醒后会有口眼㖞斜、半身不遂的情况。

中风的辨证论治

（1）病变轻浅——中经络

风痰阻络

症状：半身不遂，口舌㖞斜，舌强言蹇或不语，偏身麻木，头晕目眩，舌质暗淡，舌苔薄白或白腻，脉弦滑。

治法：活血化瘀，化痰通络。

梨藕荸荠汤

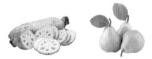

材料： 莲藕300克，雪梨1个，荸荠7颗，山药150克，冰糖适量。

做法： 1.将莲藕和山药去皮切小块；雪梨去核切块；荸荠去皮。

2.除雪梨和冰糖外的其他材料放入锅里，加适量清水，开火加热。

3.大火烧开后，转小火煮30分钟，30分钟后再加入雪梨煮10分钟。

4.出锅后放入冰糖，待冰糖完全溶化即可。

功效： 梨子生津止渴，荸荠清热生津，莲藕健脾止泻，山药补脾养胃。

症状：半身不遂，偏身麻木，舌强言謇或不语，或口舌㖞斜，眩晕头痛，面红目赤，口苦咽干，心烦易怒，尿赤便干，舌质红或红绛，脉弦有力。

治法：平肝熄风，清热活血，补益肝肾。

天麻钩藤首乌茶

材料： 何首乌10克，天麻9克，钩藤8克，蜂蜜适量。

做法： 1.砂锅注水烧开，放入洗净的何首乌、天麻、钩藤，搅拌匀。

2.盖上盖，用小火煮20分钟，至药材析出有效成分，揭开盖，将药材及杂质捞干净。

3.把煮好的药茶盛出，装入碗中，调入蜂蜜，待稍微放凉即可饮用。

功效： 方中天麻、钩藤可平肝熄风、清热止痉，何首乌能补益精血，三者搭配煎茶饮用，能防治中风引起的偏瘫、目眩。

痰热腑实

症状：半身不遂，口舌㖞斜，言语謇涩或不语，偏身麻木，腹胀便干便秘，头晕目眩，咯痰或痰多，舌质暗红或暗淡，苔黄或黄腻，脉弦滑或偏瘫侧脉弦滑而大。

治法：通腑化痰。

百合花香茶

材料： 百合花15克，冰糖20克。

做法： 百合花洗净，锅中加百合花、冰糖，煮15分钟即可。

功效： 百合花润肺、清火、安神，冰糖生津止渴，两者配伍可滋阴润肺。

气虚血瘀

症状：半身不遂，口舌喝斜，口角流涎，言语謇涩或不语，偏身麻木，面
色苍白，气短乏力，心悸，自汗，便溏，手足肿胀，舌质暗淡，舌
苔薄白或白腻，脉沉细、细缓或细弦。

治法：益气活血，扶正祛邪。

玉竹黄芪汤

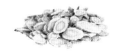

材料： 鸡半只，黄芪、玉竹各15克，桂圆10克，大枣5颗，枸杞少许，
姜2片，盐适量。

做法： 1.将所有材料清洗干净，把鸡肉斩块，放入盛有凉水的锅中，大
火煮开后余水1分钟，再捞起冲洗干净。

2.将除枸杞和盐外的所有材料放进锅中，加入适量清水，大火煮开
后转小火慢炖1.5~2.0小时。

3.关火出锅前5分钟加入枸杞和适量盐即可。

功效： 玉竹养肺，黄芪补气，大枣、桂圆补血，几者配伍可补气活血。

（2）病变深重——中脏腑

阳闭——痰热内闭清窍

症状：起病骤急，神昏或昏愦，半身不遂，鼻鼾痰鸣，肢体强痉拘急，项
背身热，躁扰不宁，甚则手足厥冷，频繁抽搐，偶见呕血，舌质红
绛，舌苔黄腻或干腻，脉弦滑数。

治法：清热化痰，醒神开窍。

桑叶枇杷叶茶

材料： 桑叶3克，枇杷叶5克，甜杏仁8克。

做法： 1.砂锅中注入适量清水烧开，倒入备好的枇杷叶、桑
叶、甜杏仁。

2.盖上盖，大火煮20分钟至药材析出有效成分即可。

功效： 枇杷叶润肺清痰、清热解毒、止咳止血，桑叶可清肺
润燥，杏仁祛痰止咳，这款药茶可清热润肺。

阴闭——痰湿蒙塞心神

症状：素体阳虚，突发神昏，半身不遂，肢体松懈，瘫软不温，甚则四肢逆冷，面白唇暗，痰涎壅盛，舌质暗淡，舌苔白腻，脉沉滑或沉缓。

治法：温阳化痰，醒神开窍。

五指毛桃排骨汤

材料： 猪排骨400克，五指毛桃25克，胡萝卜1根，蜜枣2颗，生姜2片，盐适量。

做法： 1.胡萝卜削皮切块；五指毛桃洗净，用冷水浸泡15分钟。

2.猪排骨洗净，放进沸水中汆2分钟，去血水去沫，捞出洗净后待用。

3.将除盐外的全部材料放进汤锅，加入适量清水。

4.大火煮开后，转小火慢炖1.5~2.0小时，出锅前加入适量盐调味即可。

功效： 五指毛桃味甘、性微温，具有健脾化湿、行气化痰、舒筋活络之功效。

脱证——元气败脱，神明散乱

症状：突然神昏或昏愦，肢体瘫软，手肢冷汗多，重则周身湿冷、二便失禁，舌痿，舌质紫暗，苔白腻，脉沉缓、沉微。

治法：益气，回阳，固脱。

人参附子茶

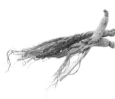

材料： 人参10克，附子8克，花生苗50克。

做法： 1.将人参另煎，备用。

2.将附子煎30分钟后，加入花生苗，共煎沸30分钟。

3.加入人参汤汁，和匀，代茶饮用，每日1剂。

功效： 方中人参大补元气，附子温肾壮阳，二药合用以奏益气、回阳、固脱之功。

中风治疗注意事项

保持情绪稳定：中风患者应保持情绪平稳，避免过度紧张、焦虑等情绪波动。

加强锻炼：在医生的指导下适当加强身体锻炼，有助于恢复身体机能。

宜吃温和平和、补气养血的中药，如人参、黄芪、当归、大枣、黑豆等，需在医师指导下使用。

宜吃富含维生素E的食物，如菠菜、芦笋、麦胚等，有助于预防血管硬化和促进血液循环。

忌吃油腻、甜黏、刺激性的食物，如油炸食品、动物脂肪等，可能加重血管硬化和中风症状。

忌吃高盐食物，有可能引起血压升高，加重中风症状。

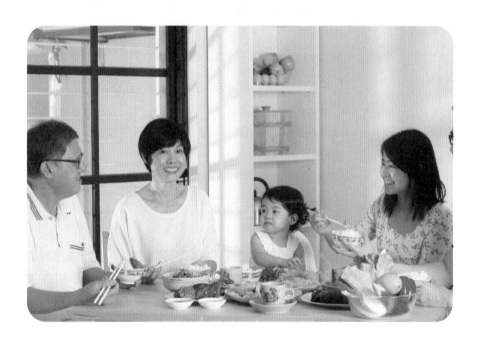

03

高血压

高血压是一种以动脉血压持续升高为主要表现的慢性疾病，常伴有心、脑、肾、视网膜等器官功能性或者器质性改变，以及脂肪和糖代谢紊乱等症状。人体受到长期反复的不良刺激而导致大脑皮质功能失调、内分泌失调，肾缺血、遗传、食盐过多等都容易导致高血压。

高血压辨证主要分五型：肝阳上亢型、肝肾阴虚型、气滞血瘀型、痰湿中阻型和阴阳两虚型。气滞血瘀型贯穿于高血压的始终，并影响疾病预后，因此活血化瘀是高血压治疗的基本措施之一。

高血压的辨证重点

● **辨症状特点：**

①肝阳上亢型：情绪波动过大、精神亢奋。

②肝肾阴虚型：腰膝酸软，精力不济。

③气滞血瘀型：容易头晕、想吐，舌质紫暗，或有瘀点瘀斑。

④痰湿中阻型：肥胖，平时湿气大，多齿痕舌。

● ⑤阴阳两虚型：手脚发冷，体质较虚。

辨缓进急进：

①缓进型：起病缓慢，早期无明显症状，也可以出现头痛、眩晕、心悸等症。后期可能出现心、脑、肾并发症，如冠心病等。

②急进型：又称恶性高血压。病情发展迅速，血压增高快，症状明显。多见于40岁以下中、青年人。容易出现高血压脑病、急性左心衰竭和肾功能衰竭等不良后果。

高血压的辨证论治

（1）肝阳上亢型

症状：头痛头晕，耳鸣目眩，面红目赤，口干舌燥，性急易怒，腰酸肢麻，便干溲赤，舌红苔黄，脉弦数或弦。

治法：平肝潜阳，清热泻肝。

决明菊花茶

材料： 菊花25克，决明子30克，蜂蜜25克。

做法： 1.将菊花清洗片刻，沥干水分，装入盘中备用。

2.砂锅中注入适量清水烧开，倒入备好的菊花、决明子，拌匀，加盖，大火煮5分钟至析出有效成分。

3.关火后闷5分钟至入味，揭盖，盛出煮好的茶，调入蜂蜜即可。

功效： 决明子清肝明目、利水通便、祛风湿、益肾，菊花能疏肝清热，二者搭配煎煮药茶能潜肝阳、清肝火，适用于肝阳上亢、肝火上炎型高血压。

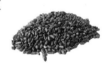

野菊花龙胆茶

材料： 野菊花150克，龙胆草25克，泽泻180克，绿茶30克。

做法： 1.将上述药材研成粗末，和匀备用。

2.每次用50克，放入保温壶中，用沸水冲泡。

3.加盖闷30分钟，代茶饮用，在一日内饮尽。

功效： 野菊花疏风平肝，泽泻利水、渗湿、泄热，几者配伍能清热解毒。

（2）肝肾阴虚型

症状：头痛头晕，耳鸣目眩，手足心热，心烦意乱，失眠多梦，腰酸尿
频，咽干口苦，舌红苔白，脉弦数或弦细。

治法：滋补肝肾。

首乌板栗枸杞羹

材料： 大米100克，板栗50克，何首乌、枸杞各10克，
盐适量。

做法： 1.何首乌洗净，加5碗水熬成汤汁，煮沸，去掉渣
滓，保留汤汁，备用。

2.将大米淘洗干净，放入锅中，加入何首乌汁、
板栗、枸杞一同熬约30分钟，直至大米软烂，加
盐调味即可。

功效： 何首乌补肾气、益精血，枸杞活血补血。

海带豆腐汤

材料： 海带结80克，豆腐60克，黄精10克，高汤、盐
各少许，香菜3克。

做法： 1.将海带结、黄精洗净，备用；豆腐洗净切块，
备用。

2.黄精入锅，加适量水煲10分钟取汁备用。

3.炒锅上火，加入高汤，下入豆腐、海带结、药
汁，调入盐煲至熟，撒入香菜即可。

功效： 黄精补气养阴、健脾益肾，本品能降低血压、滋
补肝肾，适合肝肾阴虚型的高血压。

（3）气滞血瘀型

症状：眩晕头痛，兼见健忘、失眠、心悸，精神不振，耳鸣耳聋，面唇紫暗，舌有瘀点或瘀斑，脉弦涩或细涩。

治法：理气活血。

山楂降压汤

材料： 山楂15克，猪瘦肉200克，食用油、姜、葱、鸡汤、盐各适量。

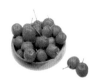

做法： 1.把山楂洗净，待用；猪瘦肉洗净，去血水，切片；姜、葱洗净，切段。

2.把锅置中火上烧热，加入食用油，烧至六成热时，下入姜、葱爆香，加入鸡汤，烧沸后下入猪瘦肉、山楂、盐，用小火炖50分钟即成。

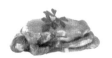

功效： 山楂行气散瘀，猪肉补气。

红腰豆莲藕煲猪骨

材料： 莲藕1根，红腰豆40克，猪骨500克，姜2片，盐适量。

做法： 1.红腰豆洗净后用水浸泡2小时；莲藕洗干净，去皮，切大块。

2.猪骨洗净，汆水2分钟，去血水去沫，捞出洗净待用。

3.锅内加入2.5升左右的冷水，将除盐外的所有材料放入锅里，大火煮开后转小火煮2小时，出锅前加入盐调味即可。

功效： 此汤清淡滋补，具有止血、养血健骨之功效。

（4）痰湿中阻型

症状： 头晕如蒙，手重如裹，胸脘痞闷，恶心欲吐，纳呆，便溏不爽，舌胖色淡，苔厚腻，脉弦滑。

治法： 健脾化痰。

苦丁降压茶

材料： 苦丁2克，干玉米须8克。

做法： 1.将上述药材放入杯中，用沸水冲泡。

2.盖上盖闷10分钟，代茶温饮，频频服用。

功效： 苦丁散风热、清头目、除烦渴，玉米须利尿泄热、平肝利胆，二者配伍能除湿清热。

黑白木耳炒芹菜

材料： 干黑木耳、干银耳各25克，芹菜茎、胡萝卜、黑白芝麻各适量，盐、砂糖、香油各适量。

做法： 1.黑木耳、银耳以温水泡开、洗净；芹菜切段；胡萝卜切丝。上述材料均开水焯后备用。

2.将黑、白芝麻用香油爆香，拌入黑木耳、银耳、芹菜、胡萝卜炒匀，并关火起锅，加入盐、砂糖腌制30分钟即可。

功效： 本品降压降脂，适合高血压、高血脂等疾病的患者食用。

（5）阴阳两虚型

症状： 头晕目眩，心悸气短，步履不稳，失眠易惊，形寒肢冷，便溏，遗精、阳痿，舌质淡红，舌苔薄白，脉细弱或细弦。

治法： 益气养血，滋阴补阳。可用金匮肾气丸、大补元煎等方加减。

花旗参鸽子汤

材料： 鸽子1只，猪尾龙骨200克，花旗参5克，绿豆30克，百合20克，姜2片，料酒少许，盐适量。

做法： 1.锅内烧开水，加入少许料酒，将鸽子和猪骨放
入，汆水2分钟去血水去沫，捞出洗净后待用。

2.将百合和绿豆清洗干净，用水浸泡15分钟。

3.绿豆、百合、花旗参、鸽子、猪骨和姜片一起放
进炖盅，隔水炖2小时，最后放入盐调味即可。

功效： 花旗参有补气养阴、清热生津之功效，与鸽子一
起煲汤，适合气阴两虚者。

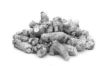

双色牡蛎

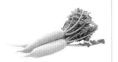

材料： 白萝卜、胡萝卜各30克，牡蛎25克，芹菜末、肉
苁蓉各10克，当归20克，盐适量。

做法： 1.胡萝卜、白萝卜洗净，去皮煮熟。

2.牡蛎洗净，放蒸笼蒸10分钟，取出；肉苁蓉、
当归煎取药汁。

3.胡萝卜、白萝卜、牡蛎汁、牡蛎肉、芹菜末、
药汁放锅中煮熟，加盐调味即可。

功效： 本品滋阴养血、补肾壮骨。

高血压治疗注意事项

高血压患者需要定期测量血压，以便及时发现血压升高的情况。

饮食宜清淡少盐，每日盐摄入量不宜超过5克。

宜多吃清火祛燥、防治高血压的食物，如木耳、香菇、芹菜、苋菜、
韭菜、黄花菜、菠菜、芦笋、萝卜、绿豆、玉米、紫菜、豆制品、苹果、
西瓜、柠檬等。

宜适当食用富含钾的食物，如香蕉、牛油果、土豆等，有助于平衡体
内电解质，降低血压。

不宜食用动物脂肪、内脏、甜食及刺激性的食品，忌吸烟，以免刺激
心脏和血管，使血压升高。

04 高血脂

　　高血脂是人体脂质代谢失常，血浆内脂质浓度超过正常范围的病证。因脂质多与血浆中蛋白结合，故又称高脂蛋白血症。本病或有肥胖、黄色瘤等临床特征，或无特异性临床症状。中医古文献虽无"血脂"之名称，但在《黄帝内经》中已有"脂者""油脂""脂膜"等记载，也属"痰证""虚损""胸痹""眩晕"等范畴。

　　如果个体存在禀赋不足、脾胃失调、肝胆失利、肾虚不足、情志内伤、年老体弱等问题，同时摄食过多或传输、利用、排泄异常，这些因素可能导致血中的膏脂堆积，进一步转化为湿浊、痰饮，从而浸淫脉道，影响气血运行，导致脏腑功能失调。在这种情况下，就可能会出现高血脂的症状。

　　高血脂主要通过脏腑病位，区分为胃热腑实证、脾虚不运证、肝肾阴虚证和痰湿内阻证。

高血脂的辨证重点

● **辨脏腑病位：**

①脾脏：患者身体沉重，精神疲惫，腹部胀满，头部沉闷，胸部憋闷，或伴有恶心、痰多等症状。

②肝肾：病久不愈，累及肾脏，表现为腰膝酸痛、动则气喘、嗜睡、形寒肢冷、下肢浮肿、夜尿频多等症状。

③胃：消谷善饥，形体肥胖，口干口苦，胃脏灼痛，烦热，食欲旺盛，口渴、便秘或口臭等症状。

高血脂的辨证论治

（1）胃热腑实证

症状：身体肥胖，摄入食物较多，食欲强烈，消化能力强，腹部胀满，内心烦躁、发热，口干口苦、口臭，偶尔出现呃逆，呃逆声洪亮，大便干燥或便秘，舌苔呈现黄腻或薄黄，脉象滑或滑数。

治法：清胃泻热，通腑导滞。

决明消脂饮

材料： 决明子20克，山楂15克，何首乌15克，蜂蜜适量。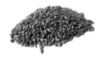

做法： 1.砂锅中注入适量清水烧热，倒入备好的药材，拌匀。

2.盖上盖，烧开后用小火煮约40分钟，至药材析出有效成分。

3.揭盖，关火后盛出煮好的药茶，滤入杯中，调入蜂蜜，趁热饮用即可。

功效： 决明子清肝明目、利水通便，山楂健胃、消积化滞，何首乌补益精血，三者搭配煎茶，能降低血脂。

枸杞佛手柑粥

材料： 枸杞少许，佛手柑适量，大米100克，白糖3克。

做法： 1.大米洗净，下入冷水中浸泡半小时后捞出沥干；佛手柑洗净切碎，枸杞洗净，用温水泡软备用。

2.锅置火上，倒入清水，放入大米，以大火煮开。

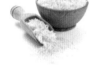

3.加入佛手柑、枸杞煮至浓稠状，调入白糖拌匀即可。

功效： 此粥可疏肝理气、活血化瘀、降低血脂、瘦身减肥。

（2）痰湿内阻证

症状： 偏好食用肥甘厚味的食物，身体肥胖，头昏脑涨，伴有痰涎的呕吐，口部感觉苦涩且黏腻，胸闷刺痛，肢体麻木沉重，甚至偏瘫。在眼睑部位，患者可能存在黄色瘤。舌质紫或瘀斑，苔白腻或浊腻，脉象沉滑。

治法： 活血化瘀，化痰通络。

赤小豆鲫鱼汤

材料： 赤小豆60克，鲫鱼1条，紫皮大蒜1头，葱1段。

做法： 1.将鲫鱼去鳞及内脏，洗净。

2.所有材料一同放入锅内，用小火炖熟即可。

功效： 本品具有利尿消肿、加速代谢体内废物、降低血脂的功效。

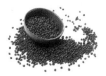

冬瓜玉米须饮

材料： 冬瓜肉、冬瓜皮、冬瓜籽合计2碗，老玉米须25克，老姜2片。

做法： 1.冬瓜必须买带籽的，先将冬瓜皮、肉、籽分开，并将冬瓜籽剁碎。

2.将老玉米须放入纱布袋中，扎紧。

3.将所有原料放入锅中，注水烧开，煮20分钟，捞去纱布袋即可。

功效： 疏肝理气，活血化瘀，降低血脂。

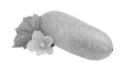

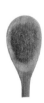

（3）脾虚不运证

症状： 肥胖臃肿，精神乏力，沉重困倦，胸腹痞满不适，头晕，四肢沉重或肿胀，早晨症状较轻，傍晚症状加重，劳累后身体不适感明显。饮食如常或偏少，或伴有大便溏稀。舌体胖大，舌苔白厚，脉象濡软。

治法： 健脾益气，除湿化痰。

猪舌降脂汤

材料： 莲藕500克，猪舌1条，蚝豉60克，莲子30克，赤小豆60克，陈皮1小片，姜4片，盐适量。

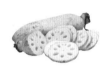

做法： 1.蚝豉提前泡软，其他材料简单清洗一下即可。

2.猪舌置于沸水中稍滚片刻，刮去衣膜，再洗净，切块；莲藕去皮切块。

3.除盐外的所有材料放进瓦煲内，加入适量清水，开大火煮沸后改为小火煲1.5小时。

4.关火前调入适量盐调味即可。

功效： 在猪舌、蚝豉、莲藕中加入补血甘润的赤小豆、醇香化气的陈皮，能健脾益气、养血。

山药白扁豆粥

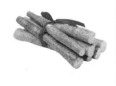

材料： 山药25克，白扁豆、莱菔子各20克，泽泻10克，大米100克，盐2克，味精1克，香油5毫升，葱少许。

做法： 1.白扁豆、莱菔子、泽泻均洗净；山药去皮洗净，切小块；葱洗净，切花；大米洗净。

2.锅内注水，放入大米、白扁豆、莱菔子、泽泻，用旺火煮至米粒绽开，放入山药。

3.改用小火煮至粥成时，放入盐、味精、香油调味，撒上葱花即可食用。

功效： 此粥具有补脾和中、祛湿化痰的功效，可用于脾虚湿盛以及痰湿阻滞型高血脂患者。

（4）肝肾阴虚证

症状： 体形消瘦，但血脂偏高。经常感到头昏、头痛，视物模糊不清，双耳耳鸣如蝉，且偶尔伴有健忘、心悸、失眠、五心烦热、腰酸肢麻，舌质红赤，舌苔薄或少，脉象细或细数。

治法： 滋肾养肝。

生姜杏仁炖胡桃

材料： 生姜12克，杏仁15克，胡桃仁30克，冰糖适量。

做法： 将上述诸品捣烂，同冰糖共入砂锅内，加水适量炖熟即成。

功效： 生姜散寒，胡桃仁温补肺肾。

六味熟地鸡汤

材料： 鸡腿150克，熟地25克，山茱萸、怀山、牡丹皮、茯苓、泽泻各10克，大枣8颗，盐适量。

做法： 1.鸡腿洗净剁块，放入沸水中汆烫，捞出冲净；熟地、山茱萸、怀山、牡丹皮、茯苓、泽泻、大枣均洗净。

2.将鸡腿和所有药材一起放入炖锅，加1200毫升水以大火煮开。

3.转小火慢炖30分钟，最后加盐调味即成。

功效： 本品具有滋阴潜阳、滋补肝肾的功效，可用于肝肾阴虚型高血脂、高血压等症。

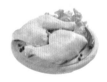
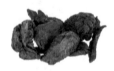
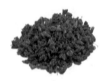

高血脂治疗注意事项

定期监测血脂：高血脂患者需要定期检测血脂水平，以便及时发现异常情况。

适量运动，控制体重：进行有氧运动，如散步、慢跑等，有助于降低血脂水平。

宜吃温和平和的中药，如山楂、茶花等，需在医师指导下使用。

宜吃富含不饱和脂肪酸的食物，如橄榄油、鱼类等，有助于调节脂质代谢。

忌吃高脂、高胆固醇食物，如动物脂肪、油炸食品等，可能加重血脂异常。

忌吃糖分过多的食物，如甜点、糖果等，高糖摄入可能导致脂肪堆积。

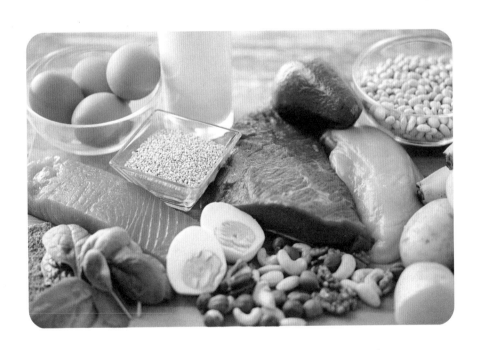

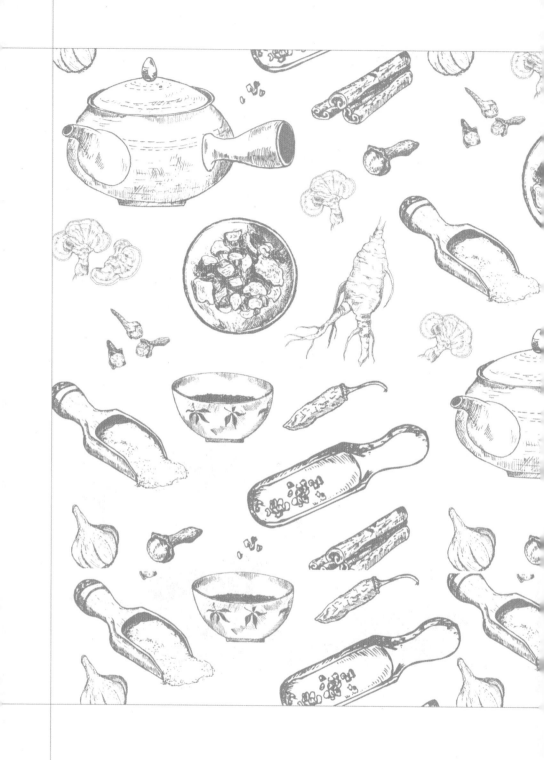

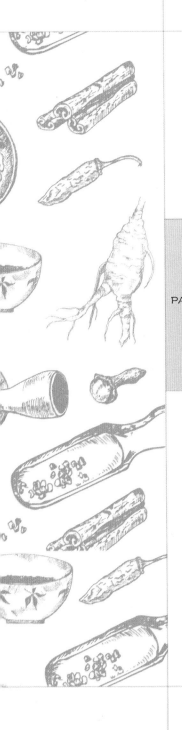

PART **6** 妇科和男科疾病
辨证论治

01

痛经

妇女在月经来潮前后或行经期间，出现小腹疼痛，并随着月经周期而发作，称为"痛经"，又称"经行腹痛"。痛经发生时往往伴有其他全身症状，如乳房作胀或胀痛、恶心、呕吐、腰酸，严重者则剧痛难忍，并出现面色苍白、冷汗淋漓、手足厥冷等。若在月经将至或经行期间仅感下腹部或腰部轻微的胀痛不适，这是常有的生理现象，不属病证。

中医通过病因病机，将痛经分为气滞血瘀、寒凝胞中、湿热下注、气血虚弱、肝肾虚损等证型。

痛经的辨证重点

- **辨疼痛性质：**

①湿热下注：跳痛、刺痛、灼痛、切痛、热痛。

②寒凝胞中：得热则痛减，绞痛、冷痛、拘挛性疼痛、收缩痛。

③气血虚弱：痛而兼坠。

④气滞血瘀：胀痛、持续痛、刺痛，痛有定处。

⑤肝肾虚损：痛而兼酸。

- **辨气滞和血瘀：**

①血瘀：痛甚于胀，持续疼痛，刺痛，痛有定处，血块下痛减。

②气滞：胀甚于痛。

- **辨疼痛的程度：**

一般可分为重度、中度和轻度。

①凡影响日常工作和生活，需要临床休息的为重度；

②虽影响日常生活和工作，但仍能坚持工作的为中度；

③对生活和工作无影响的为轻度，属正常生理现象。

痛经的辨证论治

（1）气滞血瘀

症状：胀痛，或阵痛拒按，或伴胸胁乳房作胀、乳头触痛，心烦易怒，或经量少，或经行不畅，经色紫黯，质夹血块，块下痛减，经净疼痛消失，舌紫黯或有瘀点，脉弦或弦滑。

治法：疏肝理气，化瘀止痛。

──── 姜艾通经茶 ────

材料： 艾叶15克，姜片10克，红糖适量。

做法： 1.砂锅中注入适量清水烧开，倒入洗净的艾叶、姜片，拌匀。

2.加盖，大火煮5分钟至析出有效成分，关火后闷5分钟。

3.揭盖，加入红糖，稍稍搅拌至溶化，盛出煮好的茶，装入杯中即可。

功效： 艾叶具有温经散寒、止痛止血、安胎的作用，姜片、红糖皆能温中散寒，三者搭配煎茶饮用，能调经散寒，适用于血瘀型的痛经。

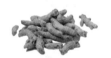

──── 化瘀止痛粥 ────

材料： 丹参20克，桃仁10克，薤白12克，香附10克，粳米100克，红糖适量。

做法： 1.将前4味煎沸20分钟，去渣留汁。

2.放入粳米，将熟时加红糖，煮成粥后即可食用。

功效： 理气宽胸，活血祛瘀，安神宁心。

（2）寒凝胞中

阳虚内寒

症状： 经期或经后小腹冷痛，喜温喜按，得热则舒，色淡量少，质稀或夹小块，腰腿酸软，手足欠温，小便清长，苔白润，脉沉细。

治法： 温经散寒，养血止痛。

◦ **桂枝山楂茶** ◦

材料： 桂枝5克，山楂15克，红糖20克。

做法： 将上药前2味加水2碗，用小火煎成1碗，加入红糖，代茶热饮。每日1剂。

功效： 温经散寒、活血止痛，主治寒性痛经。

◦ **姜枣红糖汤** ◦

材料： 干姜5克，大枣6颗，红糖30克。

做法： 1.将大枣去核、洗净；干姜洗净切片。

2.将大枣和干姜一同放入锅中，加入适量清水，大火煮沸后改用小火再煮40分钟，加入红糖，煮沸即可。

功效： 温中逐寒，养血温经。

寒湿凝滞

症状： 经期小腹绞痛或冷痛，喜热熨，轻按则舒，重按痛甚，经色紫黯，经水量少，质有血块，或如黑豆汁，伴身疼、脘胀呕恶、肢冷畏寒，苔白腻，脉沉紧。

治法： 温经散寒、化瘀止痛，佐以燥湿化浊之品。

◇ 温经止痛茶 ◇

材料： 桂心2克，茯苓2克，桑白皮3克。

做法： 将上药共研为粗末，放入保温杯中，用沸水冲泡，加盖闷30分钟，代茶饮用。每日1剂。

功效： 温经化湿、理气化瘀，主治寒湿凝滞型痛经。

◇ 玫瑰花桂圆生姜茶 ◇

材料： 玫瑰花3克，桂圆肉20克，大枣25克，枸杞8克，姜片10克，白糖20克。

做法： 1.砂锅放入除白糖以外的材料，盖上盖，用小火煮约20分钟至食材熟透。

2.放入白糖，关火后盛出煮好的姜茶即可。

功效： 桂圆补脾益胃、安神定志，玫瑰花理气解郁、活血散瘀、调经止痛，生姜祛寒暖胃。

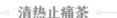

（3）湿热下注

症状： 经前小腹疼痛拒按，或腹内可触及包块，有灼热感，伴腰骶胀痛；或平时少腹时痛，经来疼痛加剧。低热起伏，经色黯红，质稠有块，经血臭，带下秽稠，小便短黄，舌红苔黄而腻，脉弦数或濡数。

治法： 清热除湿，化瘀止痛。

◇ 清热止痛茶 ◇

材料： 牡丹皮10克，黄连3克，生地黄、败酱草、当归各15克，薏苡仁24克，白芍、红藤、川芎各12克，桃仁、红花各9克。

做法： 上药加水煎2次，取汁混合，代茶饮用。

功效： 清热凉血，活血化瘀。

（4）气血虚弱

症状： 经期小腹绵绵作痛，或小腹空坠，或经后始痛，经净不减，喜揉喜按，月经量少，色淡质薄，或面色萎黄不华，或神疲乏力，或纳少便溏，舌质淡，脉细弱。

治法： 益气，补血，止痛。

◦─── **山楂葵子茶** ───◦

材料： 山楂30克，葵花子15克，红糖60克。

做法： 1.将山楂、葵花子烤焦后研末，与红糖一同放入保温杯中，用沸水冲泡，代茶饮用。

2.每日1剂，早、晚各服1次。于经前1~2日开始服用，或经来即服。每次月经周期服2剂，连用2个月经周期。

功效： 活血化瘀，收敛镇痛，补中益气。

（5）肝肾虚损

症状： 经净一二日后腰酸，小腹隐痛不适，喜揉喜按，腰膝酸软无力，经行量少、色淡质薄，或潮热、头晕目眩、耳鸣，足跟疼痛，苔薄白或薄黄，脉细弱。

治法： 益肾，养肝，止痛。

◦─── **芝麻地黄饮** ───◦

材料： 黑芝麻15克，生地15克，枸杞15克，冰糖适量。

做法： 将上述3味煎沸20分钟，去渣留汁，加入适量冰糖稍煎待溶即成。

功效： 补肝肾，益精血，滋阴补血。

益母草鸡肉汤

材料： 鸡肉250克，益母草10克，香附10克，葱白、盐各适量。

做法： 1.益母草用温水泡软；葱白切段；香附洗净；鸡肉洗净，切成小块。

2.把益母草、葱白、香附和鸡肉一同放入锅中，加入适量清水，炖煮至鸡肉熟烂，放入盐调味即可。

功效： 理气解郁，活血调经，祛瘀止痛，清热解毒，利尿消肿。

痛经治疗注意事项

可以用热水袋或热毛巾在腹部热敷，有助于舒缓痛经症状。

宜吃补血活血、温经祛寒的中药，如当归、川芎、丹参、大枣、桂圆等，需在医师指导下使用。

忌吃寒凉食物，如冰冻食品、生冷水果等，可能加重痛经症状。

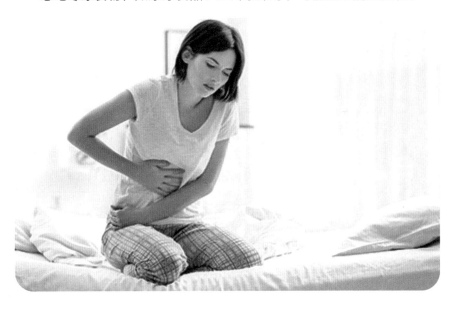

02

月经不调

月经不调的情况有很多种，月经先期、月经后期、月经先后不定期、经期延长、月经过多、月经过长都属月经不调的范畴，因情况多杂，统称为月经不调。

本节重点讲月经先期、月经后期、月经先后不定期、月经过多和月经过少的情况。

月经不调的辨证证型

辨证分型	临床表现
月经先期	月经周期提前1~2周、量多、色紫红、质稠，心胸烦闷，渴喜冷饮，大便燥结，小便短赤，面色红赤，舌红、苔黄，脉滑数
月经后期	月经周期错后7天以上，甚至错后3~5个月，量少、色淡质稀，小腹隐痛、喜热喜按，腰酸无力，小便清长，面色苍白，舌淡、苔白，脉沉迟无力
月经先后不定期	月经周期或前或后1~2周，经量或多或少，色黯红、有血块，或经行不畅，胸胁、乳房、少腹胀痛，精神郁闷、时欲太息，嗳气食少，舌质正常、苔薄，脉弦
月经过多	周期正常，经量明显超过本人平时原有经量，或行经时间延长
月经过少	周期基本正常，而经量明显减少，或行经时间缩短至1~2天，甚或点滴即净者

月经先期

　　月经周期提前一周以上，称"月经先期"，也叫"经期超前""月经超前"或"经早"。月经先期往往还伴有其他全身症状，如下腹胀满、腰酸肢软，有时头痛、恶心或呕吐。如热严重者，则面赤口渴，心中烦热，经血色紫或鲜红。如果患者忧郁多思，则还会伴有头晕胁痛、胸闷乳胀等。

　　如仅提前三五天，且无其他明显症状者，属正常范围。月经先期主要分为血热和气虚两种证型，血热又分实热和虚热，实热又分阳盛血热和肝郁血热两种证型。

月经先期的辨证论治

（1）血热

实热——阳盛血热

　　症状：经期提前，量多，色深红或紫，质稠黏、浓浊，或伴心胸烦闷、面红口干，小便短黄、大便燥结，舌质红、苔黄，脉数。

　　治法：清热，凉血，调经。

──◦ **青蒿丹皮茶** ◦──

材料：青蒿6克，牡丹皮6克，茶叶3克，冰糖15克。

做法：前3味放入茶杯中，用沸水冲泡，加盖闷15～20分钟，加入冰糖至溶即可，代茶饮用。每日1剂。

功效：养阴清热，凉血止血。

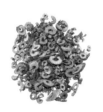

实热——肝郁血热

症状：月经提前，量多少不定，色紫红有块，或胸闷胁胀，乳房胀痛，或少腹胀痛，或见心烦易怒，或口苦咽干，头晕目眩，舌质红、苔薄黄，脉弦数。

治法：清肝凉血，解郁调经。

益母红玫饮

材料： 益母草10克，玫瑰花5克，红花4克，红糖适量。

做法： 1.砂锅中注入适量清水烧开，放入备好的药材，搅散。

2.盖上盖，煮沸后用小火煮约5分钟，至其析出有效成分。

3.揭盖，加入红糖，搅拌片刻至溶化，关火后盛出煮好的药茶，装入杯中，趁热饮用即可。

功效： 益母草具有活血调经的作用，红花可活血化瘀，玫瑰花能疏肝解郁、行气止痛，三药合用可调经止痛、改善月经不调。

虚热

症状：量多少不定，色红，质正常或稍稠，或伴两颧潮红、手足心热，头晕心烦，夜寐不安，舌红、少苔，脉细数。

治法：滋阴，清热，调经。

干贝冬瓜汤

材料： 冬瓜600克，干贝30克，浓汤宝1盒，葱适量。

做法： 1.干贝洗净，放进水中浸泡一会儿；冬瓜洗净去内瓤，切成小块；葱切成葱花。

2.把冬瓜倒进锅里，用大火烧开。

3.烧开后倒进浓汤宝，转小火炖20分钟。

4.将干贝和泡干贝的水一起倒进锅里，继续煮20分钟，再撒上葱花即可。

功效： 干贝具有滋阴养血、补肾调中之功效，与冬瓜一起煲汤，特别适合阴虚盗汗、血虚失眠、脾肾两虚者饮用。

症状： 月经超前，经量增多，色淡，质稀，神疲肢倦，心悸气短，面色㿠白，或小腹空坠，纳少便溏，舌质淡、苔薄润，脉细弱，或沉细无力，或虚大无力。

治法： 补气，摄血，调经。

龙眼枸杞党参茶

材料： 桂圆肉20克，枸杞8克，党参15克，冰糖30克。

做法： 锅中放入洗净的桂圆肉、枸杞、党参，盖上盖，用小火煮约20分钟揭盖，放入备好的冰糖，搅拌匀，煮至冰糖溶化即可。

功效： 党参补脾胃气虚，枸杞滋肾润肺、补肝明目，桂圆肉养心益智，三者同用，强身益胃又护心。

月经后期

月经周期推迟一周以上，甚至每隔四五十天才来一次，称作月经后期，也叫"经期退后""经迟"。对于备孕妇女的月经周期延后，应该注意是否怀孕，若以往周期正常，月经延后而有阴道出血，伴有小腹疼痛者，应注意妊娠出血的情况。

若偶尔一次延期，下次仍然正常，或青春期女孩初潮、更年期妇女或新婚异地妇女有月经后延的症状，又不伴有其他证候的，一般不属病证。

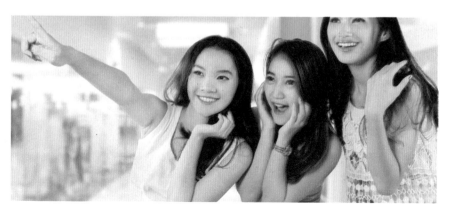

（1）血寒

症状：量少色黯，质稠夹有血块，小腹冷痛、绞痛，得热则减，畏寒肢冷，面色苍白，苔薄白，脉沉紧。

治法：温经，散寒，调经。

—○ **鸡蛋阿胶汤** ○—

材料： 鸡蛋1个，阿胶10克，大枣6克，红糖适量。

做法： 1.大枣放入锅中，加入适量清水，大火煮沸后，敲入鸡蛋煮沸，改用小火煲约1小时。

2.将阿胶捣碎，放入碗内，用煮沸的大枣、鸡蛋汤溶化，加入红糖调匀即可。

功效： 补血阳虚，调经止痛。

（2）虚寒

症状：经期延后，量少，色淡红，质清稀，腹痛绵绵，喜温喜按，腰酸肢软，头晕气短，面色㿠白，纳少便溏，舌淡苔薄，脉沉弱无力，或兼迟象。

治法：扶阳，祛寒，调经。

—○ **艾叶香附茶** ○—

材料： 艾叶9克，制香附15克，干姜6克。

做法： 将上药共研为粗末，放入保温杯中，用沸水冲泡，加盖闷15分钟，代茶饮用。每日1剂。

功效： 温经散寒、行气调经，主治虚寒型月经后期。

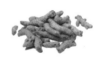

（3）血虚

症状：量少色淡，小腹空痛，身体瘦弱，头昏目眩心悸，面色苍白或萎黄，皮肤不润，爪色不荣，舌淡少苔，脉细弱。

治法：补血调经。

◦ 活血乌鸡汤 ◦

材料： 乌鸡腿2只，熟地、党参、黄芪各15克，当归、桂枝、枸杞各10克，川芎、白术、茯苓、甘草各5克，大枣6颗，盐适量。

做法： 1.鸡腿洗净剁块，氽烫后捞起洗净。

2.将所有药材均洗净，盛入炖锅，加入鸡块，加水至盖过材料。

3.大火煮开，转小火慢炖50分钟，加盐调味即可。

功效： 活血养血，补中益气。

（4）气滞

症状：量少不畅，色黯红有块，块下痛减，精神抑郁，胸痞不舒，嗳气稍减，或小腹胀痛或腹痛拒按，或胸腹两胁、乳房胀痛，面色青黯，舌苔正常，若兼血瘀者，则舌紫黯或有瘀点，脉眩，或弦涩。

治法：理气调经。

◦ 香附玫瑰茶 ◦

材料： 玫瑰花10克，香附3克，冰糖适量。

做法： 1.取一个茶杯，倒入备好的玫瑰花、香附、冰糖。

2.注入适量开水，盖上盖闷10分钟，代茶饮。

功效： 玫瑰花行气养血、柔肝醒胃，香附疏肝理气，二者搭配，柔肝舒肝的效果极佳。

（5）痰湿

症状： 量或多或少，色淡而黏，平素带下量多，体胖，面色㿠白，胸闷纳呆，脘胀，腹满便溏，精神倦怠，懒于行动，或心悸气短，苔白腻，脉缓或滑。

治法： 健脾化湿，涤痰通经。

淫羊藿玫瑰花茶

材料： 玫瑰花5克，淫羊藿3克。

做法： 1.取一个茶杯，放入备好的淫羊藿、玫瑰花。

2.注入适量开水，盖上盖闷10分钟，代茶饮。

功效： 玫瑰花行气养血、柔肝醒胃，淫羊藿补肾壮阳、祛风除湿，这款药茶组方独特，既能益肾阳，又可祛湿活血。

月经先后不定期

即经期不准，月经不按周期，时前时后，相差七天以上者，称月经先后无定期，或名"经乱"。但需连续出现三个周期以上，才可以诊断为本病。本病一般经量不多、经期不长，如出现经量过多或经期延长者，常发展成为崩漏，应予重视。

月经先后不定期的发病病机主要是气血失调，冲任功能紊乱，血海失常，与肝、脾、肾关系密切，大多是由肝气郁滞或肾气虚衰所致，常发展为肝肾同病，临证时应予注意。

中医主要将月经先后不定期通过病因分为肝郁所致、肾虚所致及脾虚所致三种证型。

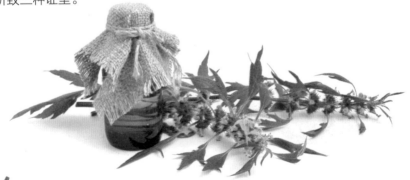

（1）肝郁

症状：月经周期不定，或先或后，经量时多时少，色黯红，或有块，经行不畅，或经前经期乳房、少腹、胸胁胀痛，郁闷不舒，以叹息为快，嗳气食少，苔薄白或薄黄，脉弦。

治法：疏肝理气，健脾调经。

◇ 月季花茶 ◇

材料： 鲜月季花15克。

做法： 将月李花洗净，放入茶杯中，用沸水冲泡，代茶饮之。每日1剂，连饮5~7剂。

功效： 活血调经，疏肝理气。

（2）肾虚

症状：月经紊乱，先后无定期，量少，色淡黯，质清稀，伴腰痛如折，或腰膝酸楚，或足跟疼痛，小腹坠胀，或头晕耳鸣，面色晦暗，夜则溲多，舌淡苔少，脉细弱。

治法：补肾调冲。

◇ 山茱萸五味子茶 ◇

材料： 山茱萸、五味子、益智仁各10克。

做法： 1.砂锅中注入适量清水烧开，放入备好的山茱萸、五味子、益智仁。

2.盖上盖，用小火煮20分钟即可。

功效： 五味子能补肺肾、益气生津、收汗涩精，山茱萸能滋肝补肾、固肾涩精，益智仁可温脾止泻、暖肾固精，这款药茶可补益肝血、温补肾阳。

（3）脾虚

症状：经期紊乱或前或后，经量或多或少，色淡质清，神疲气短，嗜睡、懒言、四肢欠温，食欲缺乏，便溏，舌淡边有齿痕，苔白、薄腻，脉虚缓。

治法：健脾益气。

黄芪当归桂圆茶

材料： 黄芪5克，当归8克，桂圆肉25克。

做法： 1.砂锅中注入适量清水烧开，放入洗净的黄芪、当归、桂圆肉，搅拌匀。

2.盖上盖，烧开后再用小火煮约20分钟即可。

功效： 黄芪有利于降血压、保肝、抗衰老，桂圆开胃健脾、美容养颜，当归补血活血、通经活络，三者配伍能健脾活血。

月经过多

月经周期正常，经量明显超过本人平时原有经量，或行经时间延长，两种情况都是下血总量增多，称"月经过多"，也叫"经水过多"。

早在《金匮要略》中就有"月水来过多"的记载。本病的病因病机主要是气虚统摄无权，或血热流行散溢，使冲任不固，血随经泄所致。主要分为气虚、血热、血瘀三种证型。

月经过多的辨证论治

（1）气虚

症状：经来量多，色淡红，质清稀，或兼见面色㿠白，腰酸肢软，气短懒言，倦怠乏力，或小腹空坠，或心悸怔忡，舌淡苔润，脉细弱。

治法：补气，摄血，固冲。

大枣花生眉豆猪脚筋汤

材料： 猪脚筋4条，猪蹄1只，眉豆40克，花生40克，大
枣3颗，姜2片，料酒适量，盐少许。

做法： 1.猪蹄洗净、斩块；姜切片；花生和眉豆清洗干，
用水浸泡30分钟。

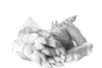

2.猪脚筋和猪蹄、姜片一起放到开水锅中，倒适量
料酒，汆水2分钟，捞起备用。

3.将除盐外的所有材料一起放入电饭煲，加适量清
水，用煲汤功能煲熟后，加盐拌匀即可。

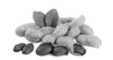

4.如用其他锅，大火烧开后转小火炖1.5小时，关
火前加入盐调味即可。

功效： 花生补肾健脾，眉豆祛湿利水、健脾益气，大枣补
气养血，与猪脚筋合而为汤，有强健身体、补气养
血的作用。

（2）血热

症状：经来量多，色鲜红或深红，质稠黏，或有小血块，常伴心胸烦
闷、口渴，尿黄，便结，舌质红、苔黄，脉滑数。

治法：凉血，清热，止血。

黑白茶

材料： 墨旱莲、白茅根各30克，苦瓜根15克。

做法： 将上药洗净，切碎，放入保温杯中，用沸水冲泡，
加盖闷30分钟，或煎汤取汁，代茶饮用。服时也
可加入适量冰糖调味。每日1剂。

功效： 清热解毒，凉血止血。

（3）血瘀

症状：经行量多，或持续难净，色紫黑、有血块，或伴小腹疼痛拒按，舌有瘀点或舌质紫黯，脉细涩。

治法：活血，化瘀，止血。

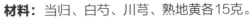
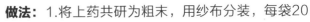

四物调经汤

材料： 当归、白芍、川芎、熟地黄各15克。

做法： 1.将上药共研为粗末，用纱布分装，每袋20克，备用。

2.每次取1包，置保温杯中用沸水冲泡，盖上盖闷15分钟，代茶温饮。

功效： 补血调经。

月经过少

月经周期基本正常，而经量明显减少，或行经时间缩短至1~2天，甚或点滴即净者，称为"月经过少"或"经少"，亦称"经水涩少"。常合并月经后期，又多为闭经之前驱症状。如属已婚育龄妇女，应注意因服避孕药而致的月经过少。

本病在《诸病源候论·月水不调候》有"月水……乍少"的记载，说明当时医家已对月经过少有所注意。本病的发病机理有：血源不足、血海亏虚，无余可下，因此有血虚、肾虚之证型；血海受阻，经行不畅，则有血寒和血瘀之证型。

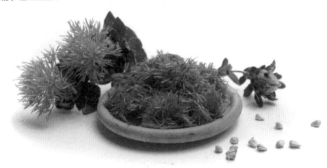

（1）血虚

症状：经行量少，或点滴即净，色淡质稀，或伴头晕目眩、心悸少寐，面色萎黄，小腹空坠，舌淡、苔薄白，脉细。

治法：养血调经。

◇ 当归益母茶 ◇

材料： 当归60克，益母草45克，川芎10克。

做法： 1.将上药共研为粗末，备用。

2.每次用30克放入保温杯中，用沸水冲泡，加盖闷30分钟，代茶饮用，每日3次。或每日1剂，煎汤，取汁，代茶频饮或每日服3次。

功效： 补血调经，活血和血，行气止痛。

（2）肾虚

症状：经来量少，色鲜红或淡红，腰膝酸软，足跟疼痛，或头晕耳鸣，夜溲频频，舌淡，脉沉细。

治法：补肾，养血，调经。

◇ 首乌菟丝子补骨脂茶 ◇

材料： 何首乌15克，补骨脂10克，菟丝子7克。

做法： 1.砂锅中注水烧开，放入洗净的何首乌、补骨脂、菟丝子。

2.盖上盖，烧开后用小火煲煮约15分钟，至药材析出有效成分即可。

功效： 何首乌补肝肾、益精血，补骨脂、菟丝子温补肾阳，这款药茶可补肾壮阳。

（3）血寒

症状：经行量少，色黯红，小腹冷痛，得热痛减，畏寒肢冷，面色青白，舌黯、苔白，脉沉紧。

治法：温经散寒，活血调经。

益母土鸡汤

材料： 人参片15克，益母草10克，鸡腿1只，大枣8颗，盐5克。

做法： 1.将人参片、大枣、益母草均洗净；鸡腿剁块，入沸水氽烫后捞出，洗净。

2.将鸡腿和人参片、大枣、益母草放入锅中，加1000毫升水，以大火煮开，转小火续炖25分钟，起锅前加盐调味即成。

功效： 益母草活血祛瘀、调经利水，人参补中益气，大枣补血，三者配伍能温经散寒、活血调经。

（4）血瘀

症状：经行涩少，色紫黑有块，小腹刺痛拒按，血块下后痛减，或胸胁胀痛，舌紫黯，或有瘀斑紫点，脉涩有力。

治法：活血化瘀，理气调经。

丹参桃红乌鸡汤

材料： 丹参15克，大枣10颗，红花3克，桃仁5克，乌鸡腿1只，盐8克。

做法： 1.将红花、桃仁装在棉布袋内，扎紧；将乌鸡腿洗净剁块，氽烫后捞出；大枣、丹参冲净。

2.将所有材料盛入锅中，加6碗水煮沸后，转小火炖约20分钟，待鸡肉熟烂，加盐调味即成。

功效： 本品可疏肝解郁，对气滞血瘀的女性有很好的食疗作用。

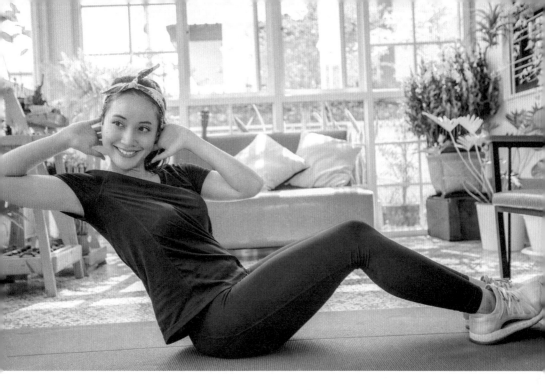

月经不调治疗注意事项

适度增加身体活动,进行有氧运动,如散步、瑜伽等,有助于调节月经周期。

保持心情舒畅,避免过度焦虑。

宜吃温和平和的中药,如黄芪、川芎、当归等,需在医师指导下使用。

宜吃暖宫食物,如姜、桂圆、大枣等,有助于促进血液循环和调节子宫功能。

宜吃富含膳食纤维的食物,如粗粮、蔬菜、水果等,有助于调节内分泌功能。

忌吃寒凉食物,如冰冻食品、生冷水果等,可能影响子宫血液循环。

忌吃高糖、高脂、刺激性食物,如辣椒、甜点、油炸食品等,可能影响内分泌,刺激子宫收缩,加重月经不调。

03 阳痿

阳痿是指青壮年男子由于虚损、惊恐、湿热等，致使宗筋失养而弛纵，引起阴茎痿弱不起，临房举而不坚，或坚而不能持久的一种病证。

阳痿主要发生于青壮年，常继膏淋、尿浊、遗精而发，也可因某些慢性疾病造成全身性虚弱而致性欲减退，渐至阳痿。阳痿多因肾亏、色欲过度、用脑劳神、惊恐恼怒等情志损伤而发生，或青年初婚或已婚久旷而精神过度紧张，也有可能出现一时性的阳事不举，可自行恢复。

中医将阳痿分为命门火衰、心脾受损、惊恐伤肾、肝郁不舒和湿热下注五种证型。

阳痿的辨证重点

● **辨发病的缓急：**

①起病缓：多先有遗精、早泄，伤肾精重，伤命火轻。仅有阳事不举或举而不坚，无明显的全身症状，或仅伴有头晕、身倦无力的症状。

②起病急：可突然阳痿不能举，伤命火重，伤肾精轻。伴有头晕目眩、记忆力减退、精神萎靡、腰膝酸软，甚至下肢萎软、形体消瘦、行立艰难等症状。

● **辨兼证：**

①命门火衰：腰膝酸软，四肢发冷、畏寒。

②心脾受损：心悸，少寐，胸膈烦热。

③惊恐伤肾：情志不快，心胆虚怯。

④肝郁不舒：胸闷，忧思易怒。

⑤湿热下注：喜食肥甘厚腻、饮酒。

● **辨病因与损伤脏腑：**

①色欲过度：发病缓，主要在肾。多数喜欢手淫，伴有

遗精、早泄，最开始易举而不坚，渐至不举。

②忧思过度：发病缓，病在心肾，症状是性欲减退或无性欲，性器弛缓不易举，或举而不坚。

③惊恐伤肝肾：发病急，伤在肝肾，证见突然阳痿不举。

阳痿的辨证论治

（1）命门火衰

症状： 阳事不举，精薄清冷，阴囊、阴茎冰凉冷缩，或局部冷湿，腰酸膝软，头晕耳鸣，畏寒肢冷，精神萎靡，面色苍白，舌淡，苔薄白，脉沉细。

治法： 温肾壮阳，滋肾填精。

虫草海马炖鲜鲍

材料： 新鲜鲍鱼1只，海马4只，鸡1只，猪瘦肉200克，金华火腿30克，冬虫夏草10克，生姜2片，花雕酒、味精、盐、鸡粉、浓缩鸡汁各适量。

做法： 1.海马、鲍鱼、鸡洗净，处理干净，鸡剁块；瘦肉、火腿均洗净切粒；冬虫夏草洗净。

2.所有材料一起放入锅中隔水炖4小时即可。

功效： 滋阴补肾，温肾壮阳，添精补髓。

当归牛尾冬虫夏草汤

材料： 当归30克，冬虫夏草8克，牛尾1条，猪瘦肉100克，盐适量。

做法： 1.猪瘦肉洗净，切大块；当归、冬虫夏草洗净；牛尾去毛，洗净切段。

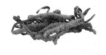

2.将除盐外的所有材料一起放入砂锅内，加适量清水，待猪瘦肉煮熟，调入盐即可。

功效： 滋阴补肾，温肾壮阳。

（2）心脾受损

症状：阳事不举，精神不振，夜寐不安，健忘，胃纳不佳，面色少华，舌淡、苔薄白，脉细。

治法：补益心脾。

○ 牛鞭汤 ○

材料：牛鞭1副，姜1块，盐适量。

做法：1.姜洗净，切片；牛鞭切段，放入沸水中氽烫，捞出洗净。

2.将牛鞭、姜片放入锅中，加水至盖过材料，以大火煮开后转小火慢炖约30分钟。

3.起锅前加盐调味即成。

功效：补肾壮阳、补益气血，有改善心理性性功能障碍的功效。

○ 猴头菇淮山芡实汤 ○

材料：猪骨500克，猴头菇、芡实、桂圆肉各10克，淮山30克，白扁豆20克，蜜枣7颗，姜2片，盐适量。

做法：1.猴头菇用水浸泡3小时以上，其间反复换水以去除苦味；淮山、芡实和白扁豆水浸30分钟。

2.猪骨氽水洗净待用；猴头菇撕小朵。

3.所有材料一起放入锅里，大火煮开后，转小火煮2小时，出锅前加入盐调味即可。

功效：猴头菇利五脏、助消化，淮山补脾养胃，芡实补脾益肾，合之为汤，能补益心脾。

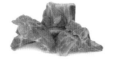 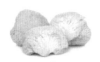 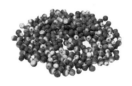

（3）惊恐伤肾

症状： 阳痿不举，或举而不坚，胆怯多疑，心悸易惊，夜寐不安，易醒，苔薄白，脉弦细。

治法： 益肾宁神。

⸻ 桂圆莲子茶 ⸻

材料： 桂圆肉、莲子各15克，大枣10颗。

做法： 将上药加水1000毫升，用小火煮沸1小时，喝汤食之，代茶饮用。每日1剂。

功效： 补脾益肾，养心安神。

⸻ 益肾固精茶 ⸻

材料： 淫羊藿、熟地各15克，巴戟天12克，泽泻9克，山茱萸10克。

做法： 将前4味药共研为粗末，与山茱萸一同放入保温杯中，用沸水冲泡，加盖闷20分钟，代茶频饮。每日1剂。

功效： 淫羊藿、巴戟天温肾壮阳，熟地、山茱萸滋补肾阴，几者配伍能调和阴阳、益肾固精。

（4）肝郁不舒

症状： 阳痿不举，情绪抑郁或烦躁易怒，胸脘不适，胁肋胀闷，食少便溏，苔薄，脉弦。有情志所伤病史。

治法： 疏肝解郁。

⸻ 温肾抗痿茶 ⸻

材料： 仙茅、补骨脂、菟丝子各30克，茯苓、白芍各20克，蜈蚣15克，红茶6克。

做法： 将上药共研为粗末，和匀，备用。每次用30克，放入保温杯中，用沸水冲泡，加盖闷30分钟，兑入白酒30毫升，代茶频饮。每日1次。

功效： 白芍、当归疏肝解郁，茯苓健运脾胃，菟丝子温肾壮阳，几者配伍能温肾壮阳、柔肝抗痿。

◦ **大枣鹿茸羊肉汤** ◦

材料： 羊肉300克，鹿茸5克，大枣5颗，盐6克。

做法： 1.将羊肉洗净，切块；鹿茸、大枣洗净备用。

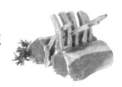

2.净锅上火，倒入水，调入盐，下入羊肉、鹿
茸、大枣，煲至熟即可。

功效： 羊肉补肾壮阳，大枣补益气血。

（5）湿热下注

症状： 阴茎痿软，阴囊湿痒臊臭，下肢酸困，小便黄赤，苔黄腻，脉濡数。

治法： 清热利湿。

◦ **百合莲子鲍鱼汤** ◦

材料： 鲍鱼2个，猪骨200克，莲子18克，百合15克，姜2片，盐少许。

做法： 1.鲍鱼去壳洗干净，鲍鱼壳用刷子刷干净；百合和莲子用水浸泡
1小时。

2.猪骨和姜氽水，去血水去沫，捞出备用。

3.除盐外的所有材料放进炖盅内，加入适量清水，炖盅放入锅内，
大火烧开后转小火，隔水炖2小时，关火前加入盐调味即可。

功效： 莲子、百合清心安神，与鲍鱼、猪骨一起煲汤，能清热安神。

 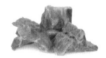

龙胆抗痿茶

材料： 龙胆草100克，泽泻、车前子各80克，木通、牛膝各30克，绿茶
20克。

做法： 1.将上药共研为粗末，和匀，备用。

2.每次用15克放入保温杯中，用沸水冲泡，加盖闷20～30分钟，兑
入黄酒30毫升，代茶顿饮。每日2次。

功效： 清热利湿、宗筋复常，主治湿热型阳痿。

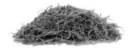

阳痿治疗注意事项

约束情绪：保持心情舒畅，避免过度焦虑。

宜吃补肾壮阳的中药，如淫羊藿、菟丝子、枸杞等，需在医师指导下
使用。

宜吃富含锌的食物，如海鲜、瘦肉、坚果等，有助于提高性功能。

宜吃温补食物，如山药、黑芝麻、桂圆等，有助于补益肾阳。

忌吃辛辣刺激、高糖、高脂食物，可能对血液循环产生不良影响。

忌食酒精和咖啡因，可能对性功能产生不利影响。

04

前列腺炎

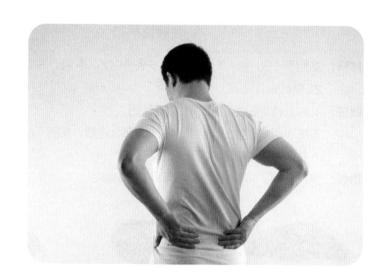

前列腺炎是以尿道刺激和慢性盆腔疼痛为主要临床表现的前列腺疾病，属中医的"热淋""精浊""劳淋""肾虚"等病证范畴，是男性中壮年常见的生殖系统疾病。

本病分为慢性和急性：急性前列腺炎的主要症状是尿急、尿频、尿痛、会阴部痛，重者可有恶寒发热；慢性前列腺炎的主要症状是少腹、会阴、睾丸部有不适感，尿道中常有白色分泌物溢出。

中医将前列腺炎分为湿热阻滞证、阴虚火旺证、肾阳不足证和气血瘀滞证四种证型。

前列腺炎的辨证重点

● **辨急性慢性病因：**

①急性：多由嗜酒太过，损伤脾胃，内生湿热导致膀胱气化不利而成。或因尿道下部染毒，或由留置导尿管引发。

②慢性：可由急性难愈而致，房事过度或有手淫恶习，导致劳伤精气。

前列腺炎的辨证论治

（1）湿热阻滞证

症状： 小便频急，茎中热痛，刺痒不适，尿黄浑浊，尿末或大便时有白浊
滴出，会阴、腰骶、睾丸部胀痛、抽搐，或伴有高热、寒战、口渴
思饮，舌苔黄腻，脉滑数。

治法： 清热利湿为主，辅以化瘀。

----- 冬瓜薏仁汤 -----

材料： 冬瓜350克，薏苡仁50克，白糖适量。

做法： 1.将冬瓜洗净，切成块；薏苡仁洗净。

2.所有材料下锅，水烧开后煮半小时，放白糖调
味即可。

功效： 薏苡仁健脾、补肺、清热、利湿，冬瓜清热。

----- 薏苡仁瓜皮鲫鱼汤 -----

材料： 鲫鱼250克，冬瓜皮60克，薏苡仁30克，生姜3
片，盐少许。

做法： 1.将鲫鱼剖洗干净，去内脏，去鳃；冬瓜皮、薏苡
仁分别洗净。

2.将鲫鱼、冬瓜皮、薏苡仁、生姜放进汤锅内，加
入适量清水，盖上锅盖。

3.用中火烧开，转小火再煲1小时，加盐调味即可。

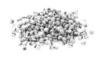

功效： 本品利水消肿，可用于湿热下注所引起的肾炎水肿
等病证的治疗。

（2）阴虚火旺证

症状： 腰骶、会阴部不适，腰膝酸软，头晕眼花，失眠多梦，遗精，阳事易兴，小便白浊，不仅尿末、大便时有白浊滴出，欲念萌动时亦常自行溢出，舌红，脉细数。

治法： 补肾滋阴，清泻相火。

○ 竹叶茅根饮 ○

材料： 鲜竹叶、白茅根各15克。

做法： 1.鲜竹叶、白茅根洗净。

2.将鲜竹叶、白茅根放入锅中，加水750毫升，煮开后改小火煮20分钟，滤渣取汁饮。

功效： 凉血止血，清热利尿。

○ 桑葚猕猴桃奶 ○

材料： 桑葚80克，猕猴桃1个，牛奶150毫升。

做法： 1.将桑葚洗干净；猕猴桃洗净去皮，切块。

2.将桑葚、猕猴桃放入果汁机内，加入牛奶，搅拌均匀即可。

功效： 利尿生津。

（3）肾阳不足证

症状： 小便时有白浊，腰骶部、会阴部不适，头晕，神疲，腰膝酸冷，阳痿，早泄，稍劳后即有白浊溢出，苔白，脉弱沉。此乃肾阳不足，精关不固。

治法： 温肾固精。

○ 茯苓西瓜汤 ○

材料： 西瓜、冬瓜各500克，茯苓15克，蜜枣5颗，盐适量。

做法： 1.将冬瓜、西瓜洗净，切成块；蜜枣、茯苓洗净备用。

2.将清水加入锅内，煮沸后加入冬瓜、西瓜、茯苓、蜜枣，大火煲开后，改用小火煲3小时，最后加入盐调味即可。

功效： 本品具有补肾强腰的功效，适合慢性前列腺炎患者食用。

（4）气血瘀滞证

症状：小便淋浊日久，时好时作，小腹、会阴、睾丸坠胀隐痛不适，或有血尿、血精，舌质有紫斑、紫点，脉多沉涩。此为久病入络，气血瘀滞。

治法：活血散瘀，行气导滞。

───── ◦ **杜仲银杏叶茶** ◦ ─────

材料： 杜仲20克，银杏叶10克。

做法： 1.砂锅中注入适量清水烧开，放入洗好的杜仲、银杏叶，搅拌匀。

2.盖上盖，煮沸后用小火煮约20分钟，滤渣取汁即可。

功效： 杜仲补益肝肾、强筋壮骨，银杏叶敛肺平喘、活血化瘀、止痛。

前列腺炎治疗注意事项

尽量避免长时间坐着或长时间驾车，可以适当站起来活动，促进血液循环。

避免过度频繁的性生活，以免刺激前列腺，加重炎症。

宜吃温和利尿的中药，如白茅根、车前子、海金沙等，需在医师指导下使用。

宜食富含锌的食物，如海鲜、瘦肉、坚果等，有助于促进前列腺健康。

宜多摄入维生素：适量摄入富含维生素的食物，如新鲜蔬菜、水果等，有助于增强免疫力。

忌食辛辣刺激食物，如辣椒、花椒等，可能加重前列腺炎症状。

忌食酒精、咖啡因、味精、添加剂。

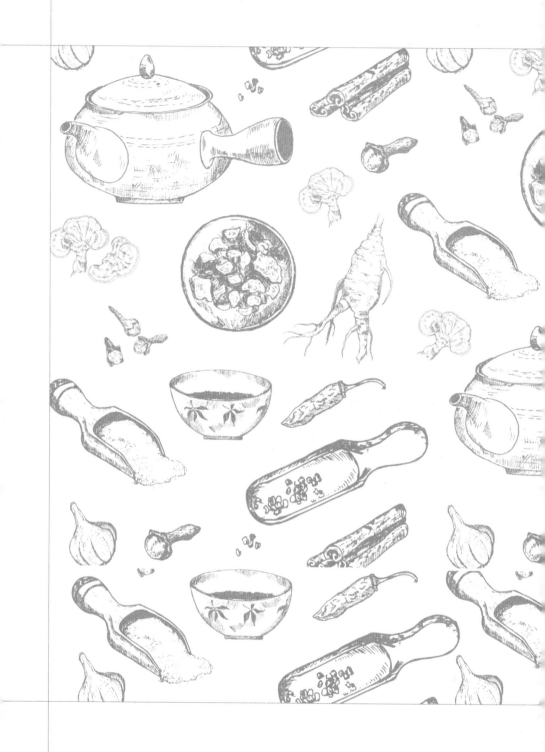

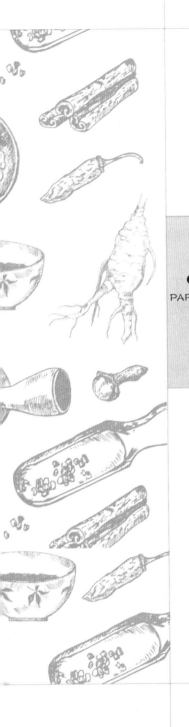

PART 7 肩颈腰及皮肤疾病辨证论治

01 腰痛

腰痛是指腰部感受外邪，或因劳伤，或由肾虚而引起气血运行失调，脉络绌急，腰府失养所致的以腰部一侧或两侧疼痛为主要症状的一种病证。

中医认为腰痛为足六经之病，与肾的关系最为密切。从病因来论，可概括为外感、内伤两大类。外感六淫之邪阻滞腰部经脉引起腰痛，分为寒湿腰痛和湿热腰痛；内伤多因劳累伤肾，腰部气血阴精不充所致，为肾虚腰痛；因跌仆损伤，气血循行不畅，称血瘀腰痛。

腰痛的辨证重点

- **辨外感内伤腰痛：**

①外感：起病较急，腰重痛，卧时不能转身，行时重痛无力者，属湿；腰冷痛，得热则舒，四肢倦怠，足寒逆冷，面色苍白，属寒；腰部热痛，身热汗出，关节肿痛，小便热涩者，属热。

②内伤：起病较缓，伴有脏腑虚损症状，如全身乏力、神疲、腿软、面色㿠白、头晕目花、耳鸣等症，或有水肿，或有血尿，或有尿浊等症。

- **辨疼痛性质：**

①肾虚：发展缓慢，痛隐隐不已，伴有酸困、麻木，转侧不利，按之微痛有不适感。

②寒湿：痛冷重，难以翻转身子，腰脊有闷胀重着感。

③湿热：痛感时作时止，局部有闷胀灼热感。

④瘀血：久痛不已，如刺如压，固定不移，仰俯转侧不便，痛剧不能旋转，麻木累及下肢。

- **辨腰软虚证：**

  腰软虚证可能伴有腰痛，但腰软是以腰部软弱无力为特征，多有发育迟缓、手软、足软、鸡胸等症状，多发生在青少年。

- **辨淋证腰痛：**

  热淋、石淋常伴有腰痛，但还伴有小便频急、短涩量少或小便中带血等症状。

腰痛的辨证论治

（1）寒湿腰痛

症状：多发于素体阳虚或久病伤阳之人，寒湿阻滞经络而痛，常缠绵难愈。表现为腰部疼痛重着，转侧不利，逐渐加重。静卧痛不减，遇阴雨天则加重。苔白腻，脉沉而迟缓。

治法：散寒祛湿，温经通络。

伸筋草茶

材料： 伸筋草20克，威灵仙、鸡血藤各15克。

做法： 将上药共研为粗末，放入保温杯中，用沸水冲泡，加盖闷30分钟，代茶温饮。每日1剂。

功效： 散寒祛湿，活血通络。

松叶蚕沙茶

材料： 松叶、蚕沙各30克，白酒50毫升。

做法： 将松叶、蚕沙洗净放入砂锅中，加水适量煎沸30分钟，取汁，兑入白酒，代茶饮用。每日1剂。

功效： 祛风除湿，活血通络。

（2）湿热腰痛

症状： 多为外感湿热之邪，或素体阳盛，腰痛日久湿郁化热者。表现为腰部胀痛，痛处伴有热感，热天或雨天疼痛加重，活动后或可减轻，小便短赤，苔黄腻，脉濡数或弦数。

治法： 清热利湿，舒筋止痛。

鹿衔草白及茶

材料： 鹿衔草30克，白及20克。

做法： 鹿衔草、白及洗净，放入砂锅煮25分钟，代茶饮。

功效： 鹿衔草补虚益肾、祛风除湿、活血调经，白及收敛止血、止咳。初冬饮用这款药茶，能兼补肺肾、强筋骨。

秦艽羌活茶

材料： 秦艽、羌活各15克，白术、茯苓、防风、防己、知母、陈皮各9克。

做法： 将上药共研为粗末，放入保温杯中，用沸水冲泡，加盖闷30分钟，代茶饮用。每日1剂。

功效： 清热祛湿，疏风通络。

（3）血瘀腰痛

症状： 多因外伤而发病，或久病络脉阻而为瘀痛。表现为腰痛如刺，痛有定处，日轻夜重。证轻者俯仰不便，重则不能转侧，痛处拒按。舌紫暗或有瘀斑，脉涩。

治法： 活血化瘀，理气止痛。

延胡索茶

材料： 延胡索15克，木香10克。

做法： 将上药共研为粗末，放入保温杯中，用沸水冲泡，加盖闷30分钟，代茶饮。每日1剂。

功效： 活血散瘀，行气止痛。

（4）肾虚腰痛

症状：腰痛以酸软为主，喜按喜揉，腿膝无力，遇劳更甚，卧则减轻，常
　　　反复发作。偏阳虚者，则少腹拘急，面色㿠白，手足不温，少气乏
　　　力，舌淡，脉沉细；偏阴虚者，则心烦失眠，口燥咽干，面色潮
　　　红，手足心热，舌红少苔，脉弦数。

治法：偏阳虚者宜温补肾阳；偏阴虚者宜滋补肾阴。

补骨脂芡实鸭汤

材料： 鸭肉300克，补骨脂15克，芡实50克，盐适量。

做法： 1.芡实、补骨脂均洗净；鸭肉洗净，放入沸水中氽烫，去掉血
　　　　水，捞出。

　　　　2.将芡实与补骨脂、鸭肉一起盛入锅中，加入适量清水。

　　　　3.用大火将汤煮开，转用小火续炖约30分钟，调入盐即可。

功效： 补肾益气，强腰壮骨。

腰痛治疗注意事项

保持正确的坐姿和站姿，避免久坐或久站，需要时可使用腰靠垫或腰
带进行支撑。

适量增加身体活动，进行有氧运动，如散步、慢跑等，有助于加强腰
部肌肉，提高骨密度。

宜吃补肾壮骨的中药，如菟丝子、五味子等，需在医师指导下使用。

宜食富含钙的食物，如奶制品、豆制品、海产品等，有助于维持骨骼
健康。

宜多摄入维生素D，如鱼肝油、蛋黄等，能促进钙的吸收。

02
湿疹

湿疹一般分急性和慢性两大类，中医学又有"浸淫疮""血风疮""湿毒""湿疡"等名称。本病一年四季均有发生，是临床常见多发病。

本病由风、湿、热邪诱发，脾湿不运是发病的根本病机。此外，本病又与皮损染毒、肠内寄生虫、接触花粉或毛纺品有关。

中医将湿疹分为脾虚、湿热、风热三种证型。

湿疹的辨证重点

- **辨皮肤损害：**

  ①脾虚湿热：糜烂、渗液、滋水淋漓，皮肤潮红，伴有红斑而痒。

  ②风热瘙痒：脱屑，皮损游走不定。

- **辨部位：**

  上部湿疹多风热，下部多湿热。

- **辨接触性皮炎：**

  皮损常限于接触部位，皮损的形状与接触物相似，皮疹为水肿、水疱，边界清楚，有明显的接触史，去除病因则很快痊愈。

- **辨牛皮癣：**

  易与慢性湿疹混淆，牛皮癣多发于颈项部，无潮红、水疱、湿润、糜烂等，日久皮肤粗糙、肥厚、呈席纹状，往往伴色素减退。

湿疹的辨证论治

（1）脾虚

症状：皮损为丘疱疹、水疱、糜烂，滋水淋漓，瘙痒难忍，全身症状有食欲不振、大便溏薄，舌苔薄腻，脉缓。

治法：健脾利湿，清热止痒。

车前瓜皮薏苡仁粥

材料：冬瓜皮30克，薏苡仁30克，车前草15克，冰糖适量。

做法：1.冬瓜皮、薏苡仁、车前草分别洗净。

2.将冬瓜皮、薏苡仁和车前草一同放入锅中，加入适量清水，煮至粥熟后，加入冰糖，煮至溶化即可。

功效：健脾利湿、行水，适用于脾虚湿盛引起的湿疹。

（2）湿热

症状：皮肤潮红伴有红斑、肿胀、糜烂，浸淫成片，渗液浑浊、结痂、偶有脓疱，多发于身体下部。全身症状有发热心烦、口干渴、腹痛、大便秘结或溏泄，小便短赤，舌质红、苔黄腻，脉滑数。

治法：清热化湿，祛风止痒。

薏仁玉须赤小豆粥

材料：薏苡仁30克，玉米须15克，赤小豆15克。

做法：1.玉米须洗净；赤小豆去杂洗净；薏苡仁洗净，放入清水中浸泡一夜。

2.将玉米须放入锅中，加入适量清水，煎煮35分钟，去渣，加入赤小豆、薏苡仁，煮成稀粥即可。

功效：清热解毒，利湿泄热。

（3）风热

症状：皮肤潮红，渗液减少，有鳞屑，皮损发展较快，有游走性，病变多
见于身体上部，全身症状有寒热不适，舌质红、苔薄白、脉数。

治法：疏风清热，利湿止痒。

绿豆鱼腥草昆布汤

材料：绿豆30克，昆布20克，鱼腥草15克，白糖适量。

做法：1.绿豆、昆布和鱼腥草分别洗净。

2.将绿豆、昆布和鱼腥草一同放入锅中，加入适
量清水煮汤，煮至熟后，加入白糖调味即可。

功效：抗菌消炎，适用于各种湿疹。

湿疹治疗注意事项

保持皮肤干燥、清洁，避免使用刺激性化妆品和洗浴用品。

穿着柔软、透气、舒适的衣服，避免穿过紧、粗糙的衣服。

避免接触过敏原，如花粉、宠物毛发等，可能引起湿疹反应。

宜吃清热解毒的中药，如黄连、金银花等，需在医师指导下使用。

宜食富含维生素和微量元素的食物，如新鲜蔬菜、水果等，有助于增
强免疫力。

宜食调节肠道菌群的食物，如酸奶、发酵豆制品等。

忌食刺激性、高糖、高脂食物，可能加重湿疹症状。

接触性皮炎是因皮肤或黏膜接触某些外界致病物质所引起的皮炎。其特点是发病前均有明显的接触某种物质的病史，皮损边界清楚，形态随接触物而异。在中医文献中，由于接触物的不同而有不同名称，如因油漆刺激而引起称"漆疮"，如因贴膏药引起称"膏药风"，如因接触马桶引起称"马桶癣"等，目前临床上统称为接触性皮炎。

接触性皮炎病因复杂，表现形式多样，有红斑、肿胀、水疱、糜烂、滋水，故总属湿热之毒，但归纳起来主要分为风热和湿热两种证型。

接触性皮炎的辨证重点

● **辨急性湿疮：**

病史不明确，皮损呈多形性损害，对称分布，边界不清，反复发作，易变成慢性病。

● **辨颜面丹毒：**

无异物接触史，全身症状严重，常有寒战、高热、头痛、恶心等症，局部红肿灼热疼痛而无瘙痒。

接触性皮炎的辨证论治

（1）风热

症状：皮肤红斑色泽淡红、鲜红，或者紫暗，边界清楚鲜明或有针头大红色丘疹，多发于人体上部，分布密集，全身症状有发热、头痛、心烦少寐，大便秘结，小便黄赤，舌红、苔黄燥，脉滑数。

治法：疏风清热，化湿止痒。

苦参黄白茶

材料： 苦参、大黄、黄连、白鲜皮、冬桑叶各5克。

做法： 将上药共研为粗末，放入保温杯中，用沸水冲泡，加盖闷30分钟，代茶饮用。每日1剂。

功效： 清热燥湿，祛风止痒。

（2）湿热

症状： 在水肿性红斑的基础上出现水疱甚至大疱，滋水淋漓，糜烂，多发生在人体下部，全身可见低热、四肢沉重倦怠，胸闷欲呕，不欲食，便溏，小便黄，舌红、苔黄腻，脉濡数。

治法： 利湿，清热，止痒。

薏苡仁萝卜缨粥

材料： 薏苡仁、萝卜缨、马齿苋各30克。

做法： 1.将上述3味洗净，萝卜缨和马齿苋切碎。

2.砂锅加水适量，加入所有材料煮粥。每日1剂，1个月为1个疗程。

功效： 清热利湿。

接触性皮炎治疗注意事项

尽量避免接触引发过敏的物质，如化学品、染料、香料等。

保持皮肤干燥、清洁，避免使用刺激性化妆品和洗浴用品。

避免使用粗糙的衣物和不透气的材料，避免过度搔抓患处。

宜吃清热解毒的中药，如黄连、金银花等，需在医师指导下使用。

宜吃抗炎食物，如鱼类、豆类、蔬菜等，有助于减轻炎症反应。

宜补充维生素C，如柑橘类水果、绿叶蔬菜等，有助于提高免疫力。

忌摄入或接触已知引发过敏的食物，如海鲜、坚果、某些水果等。

忌食刺激性、高糖、高脂食物，可能加重炎症。